SUR LA CURABILITÉ

DES

PROCESSUS MÉNINGÉS TUBERCULEUX

DIAGNOSTIC (*clinique et laboratoire*)

PAR

PAUL PAGÈS

DOCTEUR EN MÉDECINE

INTERNE DES HÔPITAUX DE MONTPELLIER
LAURÉAT DE LA FACULTÉ DE MÉDECINE
SECRÉTAIRE DE LA SOCIÉTÉ DES SCIENCES MÉDICALES

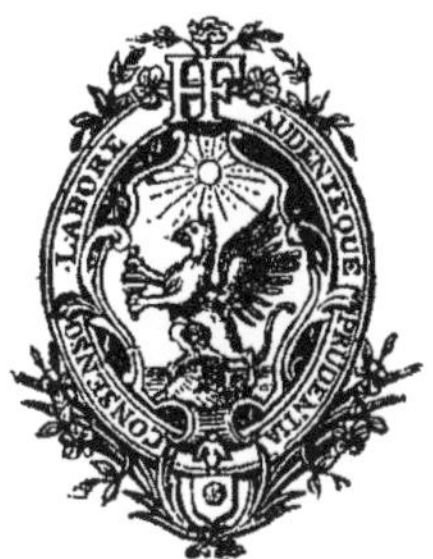

MONTPELLIER
IMPRIMERIE CENTRALE DU MIDI
(HAMELIN FRÈRES)

1903

SUR LA CURABILITÉ

DES

PROCESSUS MÉNINGÉS TUBERCULEUX

DIAGNOSTIC (*clinique et laboratoire*)

DU MÊME AUTEUR

Coexistence d'éruptions vaccinale et varioleuse : Varicelle, vaccine et variole. — Société des Sciences médicales de Montpellier, 21 février 1902.

Un cas d'hémiatrophie faciale progressive (en collaboration avec le Dr Calmette). Nouvelle iconographie de la Salpêtrière, janvier-février 1903, n° 1.

Céphalématome du temporal. — Société des Sciences médicales de Montpellier, 20 mars 1903.

Un cas d'intoxication par le lysol. — Société des Sciences médicales de Montpellier, 26 juin 1903.

Du passage de l'agglutinine de la mère tuberculeuse au fœtus (en collaboration avec le Dr Lagriffoul). — Société de biologie, 25 juillet 1903.

SUR LA CURABILITÉ

DES

PROCESSUS MÉNINGÉS TUBERCULEUX

DIAGNOSTIC (*clinique et laboratoire*)

PAR

PAUL PAGÈS

DOCTEUR EN MÉDECINE

EXTERNE DES HÔPITAUX DE MONTPELLIER (NOV. 1897)
INTERNE DES HÔPITAUX DE MARSEILLE (OCT. 1900, n° 1)
INTERNE DES HÔPITAUX DE MONTPELLIER (NOV. 1900, n° 1
LAURÉAT DE LA FACULTÉ DE MÉDECINE (MÉDAILLE D'ARGENT, JUILLET 1897)
SECRÉTAIRE DE LA SOCIÉTÉ DES SCIENCES MÉDICALES

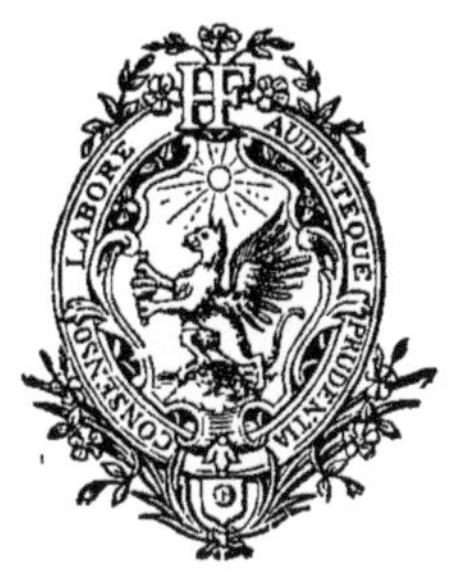

MONTPELLIER
IMPRIMERIE CENTRALE DU MIDI
(HAMELIN FRÈRES)

1903

A MON PÈRE

A MA MÈRE

A MON FRÈRE JEAN PAGÈS

PHARMACIEN DE 1re CLASSE, DOCTEUR EN PHARMACIE

LAURÉAT (MÉDAILLE D'OR) DE L'ÉCOLE SUPÉRIEURE DE MONTPELLIER

P. PAGÈS.

A MES CAMARADES D'INTERNAT

MEIS ET AMICIS

P. PAGÈS.

A MON PRÉSIDENT DE THÈSE ET MAITRE

MONSIEUR LE PROFESSEUR CARRIEU

A MON MAITRE

MONSIEUR LE PROFESSEUR GRASSET

A MON EXCELLENT MAITRE ET AMI

LE DOCTEUR ARDIN-DELTEIL

CHEF DE CLINIQUE MÉDICALE

P. PAGÈS.

A MES MAITRES

DES HOPITAUX DE MONTPELLIER

EXTERNAT

1898	Premier semestre	M. le professeur TÉDENAT.
	Second semestre	M. le professeur BAUMEL.
1899	Premier semestre	M. le professeur GRASSET.

INTERNAT INTÉRIMAIRE

	Second semestre	M. le professeur MAIRET.

INTERNAT PROVISOIRE

1900	Premier semestre	M. le proeesseur agrégé BROUSSE.
	Second semestre	M. le médecin-principal MORER

INTERNAT TITULAIRE

1901	Premier semestre	M. le médecin-principal MORER
	Second semestre	M. le professeur FORGUE.
1902	Premier semestre	M. le professeur CARRIEU.
	Second semestre	M. le professeur GRASSET.
1903	Premier semestre	M. le professeur agrégé PUECH.
	Second semestre	M. le professeur GRASSET.

AVANT-PROPOS

C'est pour nous un agréable devoir d'obéir à la tradition et d'adresser ici, à l'occasion de notre thèse inaugurale, un public hommage à tous ceux envers qui nous avons contracté une dette de reconnaissance. A nos chers parents doit revenir la première place pour les innombrables preuves de dévouement qu'ils ne cessent de nous accorder ; nous leur exprimons toute notre affection. Nous adressons à notre frère l'assurance d'inaltérables sentiments.

A la Faculté, nous avons toujours trouvé auprès de nos maîtres l'accueil le plus bienveillant ; nous devons remercier particulièrement M. le professeur Gilis qui voulut bien s'intéresser à nous dès notre première année d'étude.

Mais nous n'avons vraiment compris tout l'attrait des études médicales qu'à notre entrée dans les hôpitaux. Nous avons trouvé là des maîtres qui ont eu pour nous le double charme d'allier un brillant enseignement à une accueillante bienveillance.

Que M. le professeur Carrieu reçoive nos sincères remerciements pour l'honneur qu'il nous fait en acceptant la présidence de notre thèse ; nous garderons toujours le meilleur souvenir du chef de service sympathique, du clinicien consommé que nous avons appris à aimer.

Nous avons eu l'honneur d'être l'externe, puis l'interne de M. le professeur Grasset ; c'est avec le plus vif plaisir que nous avons suivi sa clinique ; nous devons remercier ce savant maître de la brillante clarté de son enseignement, de l'aménité de son caractère, du charme de ses relations qui nous ont rapidement séduit.

Dès notre deuxième année de médecine nous avions la bonne fortune de devenir l'externe de M. le professeur Tédenat ; ce maître éminent voulut bien s'intéresser à nous et nous accorder une sympathie dont il ne s'est jamais départi : nous lui devons une profonde gratitude.

Nous remercions M. le professeur Mairet, dont nous avons eu l'honneur d'être l'interne, de l'intérêt qu'il nous a toujours témoigné.

M. le professeur Forgue a droit à notre reconnaissance pour l'accueil qu'il nous a fait dans son service pendant notre semestre d'internat et pour les marques de bienveillance qu'il nous a sans cesse accordées.

Nous devons remercier encore de leur enseignement nos chefs de service, M. le professeur Baumel, MM. les professeurs agrégés Brousse et Puech, M. le médecin-principal Morer. Pendant le service des vacances nous avons eu la bonne fortune d'être l'interne de MM. les professeurs agrégés Rauzier et Lapeyre ; nous conservons un excellent souvenir de leurs affectueuses relations.

Le docteur Ardin-Delteil a été pour nous un maître bienveillant doublé d'un ami sûr et dévoué. Depuis plusieurs années il nous a fourni de multiples preuves de son attachement ; c'est à lui que nous devons une grande partie de notre instruction médicale : nous ne pourrons jamais nous acquitter de la dette de reconnaissance que nous avons contractée.

Nous adressons l'expression de toute notre sympathie à l'internat des hôpitaux de Montpellier où nous venons de vivre quatre heureuses années. Ce milieu où règne une bonne camaraderie, une profonde loyauté, une franche gaieté nous a vite enchanté ; dans son sein les années se sont trop rapidement écoulées, mais elles nous ont cependant permis d'y contracter de solides amitiés qui ne sauraient se briser.

Remercions enfin nos amis Sarradon, interne des hôpitaux, et Goldenberg, externe des hôpitaux, de la bonne grâce qu'ils ont mis à nous procurer nos traductions allemandes.

INTRODUCTION

Nous avons eu l'occasion, pendant notre semestre d'internat dans le service de notre maître M. le professeur Carrieu, de voir rétrocéder et guérir chez deux malades un syndrome méningé très net, alors que des recherches de laboratoire unies à la discussion clinique nous avaient permis dans chaque cas de conclure à la nature tuberculeuse du processus.

Ces deux observations nous avaient vivement intéressé et nous avions entrepris avec notre maître et ami, le docteur Ardin-Delteil, des recherches sur les faits de cet ordre que nous pourrions trouver dans la science.

Nous avons cru intéressant de présenter comme sujet de notre thèse inaugurale une étude critique des divers faits de guérison de processus méningés tuberculeux publiés jusqu'ici. La question a pris un regain d'actualité du fait de la vulgarisation, en ces dernières années, de la fonction lombaire de Quincke et de l'éclosion des nombreux procédés d'investigation pour le diagnostic des processus méningés tuberculeux, auxquels cette ponction lombaire a donné naissance.

Nous n'avons pas voulu toutefois colliger en ce travail toutes les observations de méningites tuberculeuses considérées comme guéries. Les cas de guérison avec contrôle purement clinique sont nombreux ; beaucoup sont déjà anciens et bien connus. Nous avons voulu surtout porter notre effort sur les faits nouveaux observés en ces dernières années à la lumière de la ponction lombaire et montrer, par là même, qu'une étude approfondie, à l'aide de nouvelles méthodes d'investigation, de tout processus méningé observé, doit hâter la solution du problème.

Au cours de nos recherches, nous avons trouvé une thèse soutenue sur le même sujet à Bordeaux, il y a quelques mois, par Parrenin, sous l'inspiration de M. le professeur agrégé Sabrazès. Nous avons le devoir de remercier ce dernier de l'amabilité avec laquelle il a bien voulu nous faire parvenir ce travail.

La lecture de cette thèse nous a fort intéressé, mais il nous a paru qu'il y avait avantage en l'espèce à élargir le sujet et à envisager dans une question d'ensemble la curabilité des divers processus méningés tuberculeux.

Division du sujet. — L'étude de ces divers processus méningés tuberculeux, au double point de vue anatomique et clinique, fera l'objet de notre *premier chapitre*.

Dans un *second chapitre*, nous nous efforcerons d'exposer l'étude diagnostique des processus méningés tuberculeux et, en second lieu, si possible, le diagnostic de la forme du processus méningé. Nous aurons pour cela à mettre en œuvre les ressources cliniques, mais surtout de nombreux procédés de laboratoire tout récents que nous exposerons et discuterons.

Le *troisième chapitre* sera consacré à l'exposé de la question de la curabilité des processus méningés tuberculeux envisagée sans le secours diagnostique de la ponction lombaire ;

nous insisterons sur quelques observations avec vérification anatomique ultérieure et avec examen ophtalmoscopique.

Dans un *quatrième* et *dernier chapitre*, nous réunirons six observations de processus méningés, rétrocédant complètement alors qu'on avait constaté pour quatre d'entre eux la présence de bacilles de Koch dans le liquide céphalo-rachidien, et, pour les deux autres, une lymphocytose de ce liquide avec séro-réaction tuberculeuse du sérum sanguin. Après une discussion de chacun de ces cas, nous exposerons et commenterons nos deux observations.

Enfin, pour résumer cette étude critique, nous indiquerons dans nos *conclusions* les principaux points qui paraissent s'en dégager.

SUR LA CURABILITE

DES

PROCESSUS MÉNINGÉS TUBERCULEUX

DIAGNOSTIC (*clinique et laboratoire*)

CHAPITRE I

LES PROCESSUS MÉNINGÉS TUBERCULEUX

I. *Étude anatomique.* — Conception générale actuelle des méningites. — Les quatre grands types anatomiques de processus méningés tuberculeux : granulie méningée, méningite tuberculeuse diffuse, méningite en plaques, tubercules méningés. — Lésions des méninges spinales. — Types mixtes.
II. *Étude clinique.* — Les quatre grands types ; leur symptomatologie : granulie méningée, méningite tuberculeuse diffuse, méningite en plaques, tubercules méningés. — Les manifestations cliniques des lésions spinales.
III. Polymorphisme clinique des processus méningés tuberculeux.

Au début de notre étude sur la curabilité des processus méningés tuberculeux, nous devons nous efforcer de tracer un tableau rapide des divers modes de réaction des méninges aux bacilles de Koch. Nous présenterons d'abord les diverses formes anatomiques établies par les auteurs ; nous essaierons ensuite de voir si à chaque type anatomique répond un type clinique ; mais, chemin faisant, nous montrerons qu'entre ces divers types on ne saurait établir de démarcations toujours très nettes, aussi bien au point de vue anatomique qu'au point de vue clinique.

I. ÉTUDE ANATOMIQUE. — La conception générale des méningites s'est singulièrement élargie en ces dernières années. A la ponction lombaire, imaginée par Quincke en 1891, revient pour la plus grande part ce mérite. Auparavant on ne se croyait autorisé à parler de méningite qu'en présence d'un exsudat purulent; l'exploration du liquide céphalo-rachidien a permis à Quincke, dès 1893, de décrire des méningites séreuses. Nous sommes arrivés à cette conception rationnelle qu'au niveau des méninges, comme en tout autre séreuse de l'organisme, l'inflammation pouvait être observée au stade de congestion, d'exsudat séreux, d'exsudat séro-fibrineux, d'exsudat purulent.

La ponction lombaire a eu encore pour résultat immédiat de restreindre singulièrement ce vaste champ de méningisme imaginé par Dupré pour classer le nombre considérable de faits où le clinicien, après avoir eu l'entière conviction d'assister aux symptômes patents éveillés par la souffrance des zones méningo-corticales, était fort surpris de ne voir persister aucune altération anatomique durable. Bientôt cette dénomination n'englobera plus que les manifestations méningées hystériques, les pseudo-méningites hystériques.

Ce rapide aperçu général sur la conception actuelle des méningites peut éclairer l'étude des processus méningés tuberculeux et, récemment, Patel[46] a transporté la notion de la méningite séreuse dans l'étude des manifestations méningées du bacille de Koch. Nous avons cru intéressant de citer la conception de Patel, mais ces faits nous paraissent encore trop récents et insuffisamment établis pour que nous les placions d'une façon ferme à la base de notre travail.

Restant classique, nous dirons que le bacille de Koch peut déterminer au niveau des méninges des lésions anatomiques que nous grouperons en quatre types :

1° On peut avoir un processus granulique généralisé à tout l'organisme, envahissant la séreuse méningée comme les autres séreuses : c'est la *granulie méningée.*

2° L'action du bacille de Koch sur les méninges peut se traduire à la fois par une éclosion de granulations tuberculeuses diffuses et par des lésions de réaction inflammatoire banale : c'est le processus méningé tuberculeux, de beaucoup le plus fréquent, la *méningite tuberculeuse proprement dite.*

3° D'autres fois les lésions du même type, à la fois spécifiques et banales, se cantonnent en certains points, se localisent et donnent naissance aux méningites tuberculeuses partielles, aux *méningites tuberculeuses en plaques.*

4° Enfin le bacille peut se borner à germer en un point de la séreuse encéphalo-médullaire et à produire l'éclosion d'un ou plusieurs *tubercules méningés.*

Décrivons succinctement chacun de ces processus en ce qu'il a d'essentiel.

1° Granulie méningée. — Cette forme d'infection méningée par le bacille de Koch va toujours avec un processus granulique généralisé. Les granulations tuberculeuses miliaires, grises, semi-transparentes, infiltrent la pie-mère au niveau de la moelle comme de l'encéphale, où elles occupent aussi bien la convexité que la base. Le processus ne s'accompagne pas de réaction inflammatoire. Cependant, dit Hutinel[31], il ne faudrait pas être trop absolu. « Il est rare qu'autour des granulations miliaires disséminées, il ne se produise pas une réaction inflammatoire de quelque étendue. »

2° Méningite tuberculeuse diffuse. — C'est de beaucoup la forme la plus fréquente des processus méningés tuberculeux. Ce processus, qui a pour caractéristique d'être diffus, a cependant un siège de prédilection : il occupe l'espace interpédonculaire entre le chiasma des nerfs optiques et la protubérance, et remonte le long des scissures de Sylvius : le processus est en général le maximum au niveau de la partie inférieure de ces scissures. Cette localisation avait été bien vue par Rilliet et Barthez qui insistaient sur ce que la méningite tuberculeuse était une méningite basilaire. Mais le point capital dans l'étude anatomique de la méningite tuberculeuse, c'est la présence constante de deux éléments que l'on doit bien distinguer : a) les *granulations tuberculeuses ;* *b*) l'*exsudat méningé.*

a) *Granulations tuberculeuses.* — Ces granulations constituent l'élément essentiel, caractéristique. Elles peuvent être assez malaisées à mettre en lumière au milieu des exsudats ; elles se présentent sous la forme de granulations grises et demi-transparentes, de granulations opaques, de granulations jaunes. Ces nodules peuvent en s'agglomérant former des noyaux ou des plaques, de sorte qu'à côté des granulations éparses on peut trouver des plaques caséeuses.

b) *Exsudat méningé.* — Le développement de ces granulations tuberculeuses au niveau de la pie-mère provoque une réaction inflammatoire à peu près limitée à cette membrane et respectant l'arachnoïde.

Cette réaction inflammatoire se traduit par de la congestion et de la prolifération de la pie-mère, entraînant bientôt l'apparition à la surface de cette membrane cellulo-vasculaire, d'un exsudat séro-fibrineux, séro-purulent ou même purulent.

3° Méningites tuberculeuses en plaques. — Le processus précédent était essentiellement diffus, ce même processus avec ses deux éléments, granulation tuberculeuse et exsudat inflammatoire, peut se limiter en certaines régions de la séreuse de l'axe encéphalo-médullaire, et l'on a les *méningites tuberculeuses localisées*, dites encore *méningites partielles*, *méningites en plaques*. Ces lésions, étudiées dans la thèse de Chantemesse [13], viennent de faire l'objet d'un important travail de Madelaine [40]. Ces plaques de méningite tuberculeuse se localisent habituellement à la *convexité* du cerveau et particulièrement dans la zone psycho-motrice. Elles sont le plus souvent unilatérales, rarement symétriques. On admet généralement que ces plaques sont constituées par un semis de granulations et par un exsudat séro-fibrineux trouble qui recouvre la pie-mère. Selon le stade de l'évolution on peut avoir ou les granulations grises disposées en semis, ou une fausse membrane jaunâtre, due à ce que les tubercules jaunes sont déjà en voie de caséification ; enfin, dans quelques cas exceptionnels, la plaque ne présente plus ni granulations, ni caséification, mais une structure fibreuse sur toute son étendue.

C'est dans ces cas qu'au-dessous de la lésion méningée se développent des lésions corticales, soit par ramollissement, soit par encéphalite tuberculeuse, qui donnent des symptômes de localisation cérébrale mis en évidence dans la thèse de Landouzy [35].

4° Tuberculose méningée. — Nous avons décrit l'explosion brusque et brutale des granulations sur toute l'étendue des méninges due à une infection tuberculeuse suraiguë ; nous avons décrit ensuite la germination des granulations au niveau de la séreuse méningée entraînant une réaction inflammatoire caractérisée par un exsudat séro-fibrineux, germination qui est diffuse (méningite tuberculeuse ordinaire) ou localisée (méningite en plaques); il nous reste maintenant à parler d'un dernier processus méningé tuberculeux, qui paraît être un degré de plus dans l'atténuation de l'infection tuberculeuse : c'est la *tuberculose méningée*, les *tubercules des méninges*.

Les tubercules méningés sont en nombre variable : le plus souvent on en trouve un, deux ou trois qui ont alors le volume d'un pois ou d'une noisette; on n'en voit guère plus de quinze à vingt à la fois et alors ils ne dépassent pas le volume d'un grain de chénevis (Rilliet et Barthez[49]). On peut, dans quelques cas, avoir un tubercule unique qui a pris une dimension considérable pouvant atteindre celle d'un œuf de pigeon. On a insisté sur la tendance qu'ont ces tubercules à se propager vers la subtance cérébrale qu'ils refoulent. Ils peuvent, en se propageant vers la dure-mère, déterminer l'adhérence des deux feuillets de l'arachnoïde et par suite adhérer à la pachyméninge.

Les tubercules peuvent occuper le même siège que les granulations de la méningite tuberculeuse, mais le plus souvent ils prédominent à la convexité. On a signalé leur fréquence au niveau des granulations de Pacchioni. Charcot et Souques pensent que la lenteur de la circulation favorise leur développement en ce point.

Lésions des méninges spinales. — Dans les descriptions précédentes nous avons envisagé les divers processus méningés tuberculeux au niveau des méninges encéphaliques : on comprend, étant donnés les rapports intimes qui existent entre l'encéphale et la moelle baignés par un liquide céphalo-rachidien commun, que les affections des méninges encéphaliques se propagent aisément aux méninges rachidiennes. Ces lésions spinales sont loin d'être rares, tout au moins pour la forme granulique et la forme méningée, diffuse. Liouville[38] a démontré leur fréquence par un examen systématique des méninges spinales.

Types mixtes. — Les auteurs ont établi, pour être didactiques, ainsi qu'il convient dans l'enseignement de la pathologie, les quatre grands types des processus méningés tuberculeux que nous venons de décrire : *granulie méningée, méningite tuberculeuse diffuse, méningite tuberculeuse en plaques, tuberculose méningée;* mais il ressort nettement de leur lecture que ces formes ne sont pas séparées par des limites toujours absolument rigoureuses.

La granulie méningée est certes un type anatomique très distinct, caractérisé uniquement par une éclosion de granulations sur la séreuse sans réaction inflammatoire ; et cependant Chantemesse [13] a fait dans sa thèse une judicieuse remarque : « Anatomiquement, dit il, on ne peut pas forcer les termes, réserver le nom de méningite à l'exsudation purulente et refuser cette appellation à l'infiltration granuleuse de la pie-mère qui s'accompagne presque constamment de petits nodules d'exsudats fibrineux siégeant le long des petits vaisseaux. »

De même, il ne faudrait pas établir une démarcation absolue entre la méningite en plaques et la tuberculose méningée. Il paraît établi aujourd'hui que la méningite en plaques doit être considérée comme une localisation du même processus qui, diffus, donne la méningite tuberculeuse commune; Raymond [48] la définit cependant un tubercule étalé et la considère comme une variété particulière de tuberculose méningée ; d'autre part, la tuberculose méningée est bien envisagée comme un processus spécifique pur, mais elle détermine toujours par voisinage un peu de réaction inflammatoire banale.

Nous concluons donc, au point de vue anatomique, qu'il y a

quatre formes principales de processus méningé tuberculeux constituant quatre grands types didactiques, mais qu'il ne faut pas trop schématiser, trop accentuer les divisions : il existe dans certains cas des formes intermédiaires, des types mixtes de processus méningé tuberculeux.

II. ÉTUDE CLINIQUE. — Exposons rapidement l'aspect clinique qui correspond à chacun des quatre grands processus méningés tuberculeux que nous venons d'étudier au point de vue anatomique.

1° GRANULIE MÉNINGÉE. — On comprend aisément que nous ne saurions tracer un tableau clinique de cette forme : la symptomatologie de la réaction méningée est complètement masquée au milieu du tableau du processus granulique généralisé à tout l'organisme. Au reste, c'est une forme qui importe peu pour notre travail, car il paraît bien difficile d'admettre qu'un pareil processus puisse rétrocéder.

2° MÉNINGITE TUBERCULEUSE DIFFUSE. — La symptomatologie de ce processus méningé est bien connue. Dès 1768, Robert Whytt avait distingué dans la description clinique de cette affection trois périodes : une *période prodromique*, une *période d'excitation* et une *période de paralysie*. Jaccoud a introduit dans cette description, entre la période d'excitation et la période de paralysie, une période intermédiaire, dite *période d'oscillations*.

Nous rappellerons brièvement cette description classique :

a) La *période prodromique*, encore dite *période d'invasion*, est marquée par de la céphalalgie, un changement de caractère qui devient irascible ou apathique, quelquefois plus doux, mais avec une empreinte marquée de tristesse. On peut noter des vertiges, des troubles vaso-moteurs (alternatives de rougeur et de pâleur de la face) ; la constipation est assez constante.

b) La *période d'excitation* est caractérisée par l'apparition du trépied méningitique : céphalalgie, vomissements, constipation, par des convulsions, des contractures, des phénomènes oculaires (photophobie, troubles pupillaires et quelquefois apparition de tubercules de la choroïde constatables par la cérébroscopie de Bouchut). La fièvre est assez élevée ; le pouls suit la température.

c) La *période d'oscillations* de Jaccoud est marquée par des rémissions. La fièvre et le pouls s'abaissent par périodes ; on voit apparaître le cri hydrencéphalique, quelquefois un rythme respiratoire de Chêyne-Stokes.

d) La dernière période ou *période de paralysie* se manifeste par une élévation marquée de la température, qui ne tarde pas à s'accompagner d'une accélération croissante du pouls et de la respiration. En même temps aux phénomènes d'excitation succèdent des phénomènes de paralysie, et le malade tombe dans le coma.

Telle est la description de la méningite tuberculeuse avec sa riche symptomatologie, mais nous nous empressons d'ajouter que ce n'est là qu'un schéma qui est loin d'être toujours complètement réalisé en clinique. Nous terminerons cet exposé en insistant, après tous les auteurs, sur la fréquence de rémissions souvent inattendues dans l'évolution de cette affection.

3° Méningite tuberculeuse en plaques. — Ce processus méningé tuberculeux, qui se rencontre surtout chez l'adulte, se prête mal à un tableau d'ensemble ; c'est un véritable protée empruntant ses manifestations à la substance corticale sous-jacente et dont Chantemesse [13] nous a bien montré la multiplicité d'aspect dans sa thèse inaugurale.

La lésion méningée peut se révéler par des troubles

moteurs, convulsions, contractures, paralysies, d'autres fois par des troubles psychiques, aphasie, délire, troubles intellectuels, coma.

Il peut se faire que ces manifestations diverses, selon les cas, évoluent sans fièvre quelquefois jusqu'aux derniers moments, ne s'accompagnent ni de vomissements, ni de modifications du pouls. Mais souvent nous voyons un jacksonien, un délirant, un aphasique nous présenter, après quelques jours d'incertitude diagnostique, un tableau clinique de méningite tuberculeuse manifeste.

4° Tuberculose méningée. — La tuberculose méningée, étant par essence même un processus localisé, ne saurait guère avoir d'autre symptomatologie qu'une symptomatologie d'emprunt, cri de souffrance de la substance corticale sous-jacente : elle se traduira donc par des symptômes de localisations cérébrales, dont la nature pourra seulement être soupçonnée dans quelques cas par un amaigrissement marqué du sujet.

Mais, à côté de cette allure clinique, nous devons décrire deux autres formes : l'une latente, alors que les tubercules méningés de petit volume occupent une région indifférente de l'écorce cérébrale ; l'autre due au développement d'un gros tubercule qui donne les troubles de compression intracrânienne de toute tumeur cérébrale : céphalée, vomissements, convulsions généralisées, vertiges, torpeur intellectuelle, ralentissement du pouls.

Manifestations cliniques des lésions spinales. — Nous avons dit, en étudiant les lésions anatomiques, qu'il était fréquent de voir les processus méningés tuberculeux frapper les méninges spinales.

La granulie méningée spinale n'a pas plus de symptomatologie que la granulie méningée encéphalique.

La méningite tuberculeuse spinale peut se révéler par la rachialgie. Pour Dieulafoy[16] le signe de Kernig serait absent dans toute méningite tuberculeuse ne s'étant pas propagée aux méninges spinales.

Enfin on a décrit des méningites tuberculeuses dans lesquelles des névralgies sciatiques, des troubles des sphincters, des douleurs en ceinture ouvrirent la scène, puis apparut une méningite tuberculeuse diffuse; on s'est trouvé dans ces cas en présence de méningites tuberculeuses spinales en plaques.

III. — En résumé, de ce rapide exposé symptomatique, semble ressortir que l'envahissement des méninges cérébro-spinales par un processus tuberculeux est susceptible de se traduire par un polymorphisme clinique considérable, le tableau symptomatique variant avec chacun des quatre grands types de processus tuberculeux observés et, pour un même type, avec l'allure clinique d'une part, avec la localisation de la lésion de l'autre.

Mais ce polymorphisme s'augmente encore par l'existence de processus anatomiques intermédiaires aux quatre grands types que nous avons admis : c'est ainsi que, pour prendre un exemple, les gros tubercules de l'encéphale, qui ont pour manifestation habituelle les symptômes diffus de compression intracrânienne, plus des symptômes en rapport avec leur localisation, « peuvent, dit Guinon[25], déterminer des poussées de méningite vraie, avec tout le cortège habituel des symptômes. » Nous retrouvons cette même opinion dans l'article consacré par Marfan[42] à la méningite tuberculeuse, dans le *Traité des maladies de l'enfance*. « Il survient fréquemment, dit cet auteur, au cours des tumeurs tuberculeuses, de la méningite véritable, ce qui rend l'analyse fort délicate et l'interprétation des faits très malaisée. »

CHAPITRE II

DIAGNOSTIC DES PROCESSUS MÉNINGÉS TUBERCULEUX

I. CRITERIUMS CLINIQUES. — 1° Signes de processus méningé : le syndrome méningé ; le méningisme ; les syndromes méningés fragmentaires.

2° Signes de la nature tuberculeuse du processus : antécédents héréditaires ; antécédents personnels ; état actuel du sujet ; caractères propres du syndrome méningé ; cérébroscopie, sa valeur absolue.

II. CRITERIUMS DE LABORATOIRE. — 1° Preuves de processus méningé : examen du liquide céphalo-rachidien, cytoscopie.

2° Preuves de la nature tuberculeuse : A. *Preuves de certitude :* constatation du bacille de Koch par examen direct, cultures, inoculations.

B. *Signes de probabilité :* densité ; chlorures ; fibrine ; albumine ; toxicité ; cryoscopie ; hématolyse ; perméabilité méningée ; *lymphocytose ;* aniodophilie.

Valeur de la lymphocytose associée à l'épreuve de la tuberculine, à l'épreuve du vésicatoire, au séro-diagnostic d'Arloing.

III. Le diagnostic de la forme du processus méningé tuberculeux.

IV. Conclusions.

Pour établir le diagnostic de processus méningé d'une part et le diagnostic de la nature tuberculeuse de ce processus d'autre part, le clinicien d'aujourd'hui, plus heureux que le clinicien d'autrefois, possède deux ordres de criteriums de valeur inégale: des criteriums purement cliniques, criteriums de simples probabilités dont la valeur contingente est surtout subordonnée à l'autorité de ceux qui s'en inspirèrent pour affirmer un diagnostic; des criteriums de laboratoire, criteriums de plus grande certitude, dont quelques-uns ont une valeur absolue, et que l'on est en droit d'exiger désormais dans toute observation contributive à l'histoire des processus méningés à bacilles de Koch.

Nous étudierons successivement chacun d'eux dans ce chapitre, et tâcherons d'en fixer la valeur.

I. CRITERIUMS CLINIQUES

Ceux-ci se divisent en deux groupes, les uns permettant seulement de juger de l'existence d'un processus méningé, les autres de soupçonner la nature tuberculeuse de ce dernier.

1° PROCESSUS MÉNINGÉ. — Cliniquement les conditions du problème diagnostique sont différentes suivant qu'il s'agit d'un processus étendu, diffus, ou limité, localisé.

Aux premières de ces conditions anatomiques répond en principe le syndrome méningé, avec son aspect clinique bien connu. Mais, en fait, la variabilité clinique est si grande, la morphologie si changeante et complexe, que les conditions sont multiples dans lesquelles le diagnostic d'inflammation des méninges pourra être discuté.

Dans un certain nombre de cas, l'évolution est assez rapide et assez typique pour que le syndrome méningé classique se déroule au grand complet, ne comportant aucune hésitation possible. Mais ce n'est point dans les modifications du caractère et des habitudes, pas plus que dans le décubitus, ou la céphalée, ou dans d'autres symptômes, que l'on ira chercher la signature d'une lésion, mais bien plutôt dans les symptômes tels que le cri hydrencéphalique, la raie méningée, et, mieux encore, dans les divers troubles moteurs, inégalité pupillaire, strabisme, trismus, raideur de la nuque, convulsions généralisées ou partielles, paralysies. L'examen ophtalmoscopique, ou cérébroscopie de Bouchut, quand il est possible, et lorsqu'il permet de voir des granulations tuberculeuses de la choroïde, est un signe pathognomonique d'une grande valeur sur lequel nous aurons à revenir tout à l'heure. Mais ce signe ne s'observe pas d'une façon assez constante pour que l'on puisse compter sur lui dans tous les cas. Et, quand il manque, quel élément de certitude peut invoquer le clinicien? N'a-t-on pas vu dans certaines *toxi-infections intestinales* liées à des entéro-colites, se dérouler un tableau rappelant à s'y méprendre celui de la méningite : vomissements répétés, constipation, ventre en bateau, abattement, prostration, délire, convulsions, et même irrégularités du pouls ? De même, chez les nourrissons présentant des *affections gastro-intestinales*, on rencontre des accidents cérébraux d'une forme telle que le diagnostic de méningite est souvent posé à tort.

Fréquemment, la *pneumonie des jeunes sujets* peut prendre les allures d'une méningite (forme cérébrale de la pneumonie infantile, Rilliet et Barthez) ; un examen stéthoscopique attentif, le nombre des respirations, seront de précieux indices. Mais le problème sera parfois plus compliqué, car une méningite pneumococcique peut survenir au cours d'une pneumonie. Dès lors, comment distinguer entre cette méningite véritable et la pneumonie compliquée de méningisme. Cliniquement l'évolution seule permet de trancher cette question.

Notre dessein n'est pas de donner l'énumération complète des cas dans lesquels des associations symptomatiques diverses, essentiellement formées de troubles gastro-intestinaux auxquels s'adjoignent des troubles nerveux de divers ordres, peuvent simuler le syndrome méningé : athrepsie, helminthiase chez le nourrisson, rachitisme plus tard, grippe, impaludisme, rhumatisme articulaire aigu avec complications nerveuses... Nous voulons montrer simplement les conditions multiples dans lesquelles se pose le problème, pour les opposer aux moyens relativement restreints dont dispose la clinique seule, livrée à ses propres moyens, pour certifier l'existence d'un processus méningé.

Le problème devient encore plus malaisé lorsque, sur des terrains prédisposés, se développent des accidents nerveux ne répondant à aucune altération inflammatoire des méninges, et qui constituent cependant un syndrome méningé des mieux caractérisés, auquel Dupré a donné le nom de *méningisme.*

Le méningisme hystérique pur chez l'enfant peut encore à la rigueur se distinguer par une étude attentive de la symptomatologie, dans laquelle l'absence de fièvre, à côté d'autres stigmates révélateurs, sera un précieux indice. Une hystérie réveillée ou révélée par une infection peut aussi en imposer au clinicien pour une méningite. Mais dans ce cas l'erreur sera le plus souvent de courte durée. Autrement grave est de faire l'erreur inverse, surtout au point de vue pronostique. Nous connaissons un exemple où une méningite aiguë, mortelle en quarante-huit heures, fut pendant les premières heures de son évolution, étant donnés les antécédents personnels de la malade, caractérisée de grippe ou de paludisme avec syndrome de méningisme surajouté.

Ceci montre que l'analyse clinique la plus complète sera dans bien des cas insuffisante, à elle seule, pour poser avec certitude le diagnostic anatomique de processus méningé. On verra tout à l'heure, au contraire, quelle certitude absolue nous donne à cet égard le laboratoire, qui tranche d'une façon formelle autant que simple le débat entre le méningisme et le processus méningé.

Si la solution est malaisée lorsque le syndrome méningé se déroule dans son entier ou dans la plupart de ses phases constitutives, combien cliniquement toujours ne va-t-elle pas devenir encore plus hérissée de difficultés lorsque ce syndrome deviendra fruste, fragmentaire !

Les cas ne sont pas rares où, pendant de longs jours, l'inflammation méningée se traduit uniquement par quelques *troubles gastro-intestinaux*, anorexie, nausées, vomissements, constipation, où la céphalée et d'autres éléments importants restent peu marqués. Le diagnostic dans de pareilles conditions s'égarera avec facilité vers l'embarras gastrique, ou la fièvre typhoïde commençante. Mais un moment viendra où le syndrome se complètera.

Des difficultés diagnostiques analogues surgiront pour les méningites où *l'élément convulsion* dominera. Pourra-t-on alors être en droit d'affirmer la sérite ou devra-t-on se diriger vers les hypothèses possibles d'hémorragie méningée, de sclérose cérébrale, d'éclampsie infantile, d'helminthiase, d'urémie? L'élément fièvre est ici de la plus haute importance; mais, outre qu'il peut faire défaut dans nombre de méningites, il se peut qu'on le rencontre dans les affections similatrices de la sérite, dans l'urémie notamment.

Les *méningites délirantes* pourront en imposer pour une psychose, et amener l'internement du malade; on pourra les confondre avec le delirium tremens ou commettre l'erreur inverse, plus rare il est vrai.

Les *formes comateuses, apoplectiformes* soulèveront aussi la question de savoir s'il y a processus méningé, ou hémorragie cérébrale, ou accidents toxiques saturnins, urémiques, diabétiques.

La méningite à *forme céphalalgique* pourra pendant longtemps rester d'un diagnostic malaisé.

On le voit, le diagnostic de lésion méningée inflammatoire est d'une solution cliniquement difficile, surtout lorsqu'il reste dissocié, fragmentaire. Pour peu que la formule ne se complète point par l'adjonction de signes cliniques ultérieurs, pour peu que les accidents ne se marquent point par une gravité extrême, pour peu que l'état du malade reste stationnaire, ou rétrocède, le clinicien manque de points d'appui sérieux pour dire : j'affirme qu'il s'agissait là d'un processus anatomique, et non d'accidents d'ordre purement dynamique, fonctionnel, d'ordre toxi-infectieux, toxique, ou simplement nerveux.

Le seul élément de valeur que l'on puisse admettre comme un signe de certitude clinique est la constatation de tubercules choroïdiens par l'examen ophtalmoscopique : signe non seulement de lésion anatomique, mais signature en même temps de la nature du processus, preuve de tuberculose.

Les conditions cliniques seront encore plus malaisées lorsque, au lieu de se trouver en présence d'un processus méningé diffus, le praticien rencontrera des cas à lésions limitées, localisées, des méningites en plaques, des tubercules cérébraux. La symptomatologie sera toute d'emprunt, latente dans nombre de cas, pure symptomatologie de localisation dans d'autres, permettant seulement d'affirmer une irritation ou une lésion corticale, et nullement son origine méningée. Exostoses, tumeurs intracrâniennes et cérébrales, foyers de ramollissement, auront même physionomie clinique que ces processus méningés partiels, et comment conclure avec certitude, d'une épilepsie jacksonienne, d'un syndrome spastique, à l'origine méningée des lésions qui leur donnèrent naissance ?

Une analyse clinique serrée, les anamnestiques, l'étude physiologique du syndrome, fourniront à la critique des éléments d'appréciation diverse et dont l'interprétation conduira souvent à des hésitations, ou à des erreurs.

2° Nature tuberculeuse. — S'il est malaisé pour le médecin avec les seuls éléments cliniques d'établir un diagnostic anatomique, lui est-il plus facile de déterminer la nature du processus dont il est parvenu à soupçonner l'existence ?

Ses éléments d'appréciation se tirent de plusieurs sources. Soulignons l'importance des *antécédents héréditaires ;* ils nous montreront ce que l'on est en droit d'attendre d'un sujet de souche tuberculeuse.

Les *antécédents personnels* du malade seront non moins importants pour étayer des probabilités de terrain tuberculeux. Les diverses manifestations scrofuleuses, ganglionnaires, ostéo-articulaires, cutanées du jeune âge, hypertrophie amygdalienne, végétations adénoïdes, bronchites à répétition, congestions pulmonaires récidivantes, pleurésies, pseudo-rhumatisme, etc., etc., seront de précieux jalons à relever.

L'*examen direct du sujet,* en dehors de ses manifestations méningées, sera de la plus haute importance. Examen complet du système ganglionnaire dans les aines, les aisselles, la région cervicale, signes d'adénopathie trachéo-bronchique, examen des fosses nasales, du pharynx, des amygdales; examen des diverses séreuses, plèvre, péricarde, péritoine, séreuses articulaires; examen du squelette ; auscultation méticuleuse des sommets pulmonaires, examen radioscopique, rien ne devra être cliniquement négligé pour dépister quelque localisation tuberculeuse cachée, ignorée et dont la constatation est d'une importance qui n'échappe point.

Cependant la démonstration d'une tuberculose chez le sujet ne peut être regardée comme une preuve absolue que ses accidents méningés sont eux aussi de nature tuberculeuse. Un tuberculeux peut réaliser d'autres infections, sans association bacillaire. Il peut avoir, quoique le fait soit discuté, une laryngite simple, il peut faire une pneumonie franche, une pleurésie à pneumocoques ou à streptocoques où le bacille de Koch n'entre pour rien. Pourquoi ne pourrait-il pas faire une méningite non tuberculeuse ?

Vedel et Rimbaud [60], en présence d'un syndrome méningé

survenant chez un malade chez qui l'auscultation révèle un sommet douteux, font un diagnostic *clinique* de méningite tuberculeuse. Leur déduction était logique et leur conclusion avait toutes chances de probabilité. Cependant les constatations ultérieures leur montrèrent une méningite bactérienne à méningocoque.

Prouver que le terrain est tuberculeux n'est donc pas suffisant pour affirmer que tous les incidents qui y surgissent sont eux aussi tuberculeux.

Il faut donc s'adresser aux *caractères mêmes du processus* pour en juger cliniquement la nature.

Les caractères évolutifs sont souvent suffisants pour que l'on puisse distinguer entre les méningites bactériennes, les méningites syphilitiques, et la méningite tuberculeuse, entre celle-ci et la granulie méningée.

Les *méningites bactériennes* avec leur début brusque, dépourvu de prodromes, leur tableau tapageur, la fièvre élevée, la rapidité de leur marche et de la diffusion des lésions, sont habituellement faciles à distinguer. Mais dès que le germe causal sera d'une virulence moindre, ou le terrain plus résistant, l'inflammation apparaîtra moins brutale, l'infection moins aiguë ; le tableau clinique sera plus ralenti, les choses traîneront en longueur, et le diagnostic de nature deviendra moins certain.

Les *méningites syphilitiques* sont à considérer chez l'adulte et chez l'enfant. Chez l'adulte, elles ne sont pas extrêmement rares, mais généralement apyrétiques, et bien caractérisées anatomiquement et cliniquement. L'influence du traitement est une pierre de touche d'une grande valeur.

Chez l'enfant, les méningites liées à la syphilis héréditaire ne sont pas aussi fréquentes qu'on le croit. De plus, comme nous le faisions remarquer tout à l'heure pour la tuberculose, il ne faut pas mettre sur le compte de la syphilis tout ce qui se passe chez un syphilitique. Hutinel[31] met en garde contre ces généralisations excessives. Il cite le fait d'un nourrisson atteint de syphilis grave et présentant des accidents méningitiques évidents : l'exsudat fourmillait de pneumocopes. Guinon[26] a cité un fait analogue.

La méningite syphilitique aiguë avec fièvre est rare ; Dreyfous, Fourel[22], en ont rapporté des exemples où la symptomatologie était celle de la méningite tuberculeuse : une marche plus lente, un dépérissement moins rapide étaient les seuls éléments différentiels, en dehors des antécédents.

Il est inutile de revenir sur les caractères fondamentaux de la *méningite tuberculeuse*, prodromes avec modifications du caractère, fièvre modérée, à marche assez réglée, succession des trois périodes d'excitation, d'oscillation, de dépression, caractères du pouls. Nous insisterons seulement à nouveau sur la haute valeur de l'ophtalmoscopie, malheureusement difficile à mettre en pratique, surtout chez l'enfant, et dont les résultats, lorsqu'ils sont positifs, tranchent d'une façon absolue le diagnostic de nature.

Le diagnostic de nature est encore plus difficile pour les processus méningés tuberculeux localisés. Nous avons montré avec quelle difficulté on les distinguait de divers processus non méningés ; cette distinction même, si elle était possible, fournirait des arguments précieux en faveur de la nature du processus. Mais elle est pratiquement hérissée d'incertitudes. Dans une observation de Stœber[51], par exemple, où tout concourait à établir un diagnostic de méningite syphilitique, il s'agissait d'un tubercule de la protubérance.

Pourtant, en procédant par exclusion, on pourra quelquefois arriver à établir quelques probabilités.

Des considérations qui précèdent on peut conclure que, en

dehors de la cérébroscopie, épreuve rarement pratiquée, et peu souvent positive, la clinique, aussi bien pour affirmer l'existence d'un processus méningé, surtout quand celui-ci rétrocède ou s'améliore, que pour certifier sa nature tuberculeuse, est totalement insuffisante en tant que preuves rationnelles, base d'une discussion véritablement scientifique.

Un diagnostic clinique est insuffisant pour que l'on puisse se permettre d'affirmer qu'un processus, dont l'existence et la nature ont été étayées sur de pareilles données, a pu rétrocéder ou guérir. On ne peut pas plus en prouver la curabilité que l'on n'a pu en prouver l'existence.

Il est donc nécessaire de s'adresser à des preuves plus convaincantes, qui sont fournies par les criteriums de laboratoire.

II. CRITERIUMS DE LABORATOIRE

Ce ne sont pas tous des criteriums de certitude. Nous nous attacherons surtout à montrer quels sont ceux qui, dans l'état actuel de la question des processus méningés, doivent être exigés des observations qui veulent jouer un rôle dans le débat que ce travail tentera de juger, et, à défaut de ceux-ci, quels sont ceux, ou les groupements de ceux qui apportent des éléments d'approximation suffisants pour être acceptés comme documents valables.

Comme les criteriums cliniques, nous diviserons les criteriums de laboratoire en deux groupes : ceux du premier groupe permettant d'affirmer l'existence d'un processus méningé ; ceux du second groupe permettant d'affirmer la nature tuberculeuse de ce processus.

1° Preuves du processus méningé. — Elles sont tirées de l'examen du liquide céphalo-rachidien du sujet présentant

.e syndrome méningé, liquide recueilli au moyen de la ponction lombaire.

Nous n'avons ni à décrire, ni à juger cette opération, aussi courante aujourd'hui, comme procédé d'exploration clinique, et aussi bénigne que les diverses ponctions exploratrices usitées de nos jours.

Nous voulons souligner seulement l'importance de la rachicentèse, qui, en permettant de soustraire une certaine quantité de liquide céphalo-rachidien, met entre les mains du clinicien une source féconde de renseignements d'une valeur capitale.

L'écoulement précipité du liquide céphalo-rachidien, se faisant souvent en jet; son aspect louche, trouble, parfois franchement purulent; l'apparition, par le repos, d'un coagulum fibrineux, la présence d'albumine dans le liquide, enfin et par-dessus tout la présence de nombreux éléments cellulaires, de nombreux leucocytes au sein du liquide examiné dans des conditions que nous préciserons plus loin, sont autant de preuves de l'existence indubitable d'un processus méningé. Celui-ci peut être plus ou moins discret. Très accentué, il donne naissance à l'ensemble des modifications organoleptiques du liquide céphalo-rachidien énumérées ci-dessus. Discret, le processus laisse sa signature sous la forme de la leucocytose observée dans le liquide par le procédé connu sous le nom de *cytoscopie*.

L'examen cytoscopique est le seul argument décisif permettant de trancher la question du méningisme. Le méningisme est un pur syndrome clinique constitué par un ensemble de réactions nerveuses ne reposant sur aucune base anatomique, sur aucune lésion : il ne s'accompagne d'aucune réaction cellulaire. L'épreuve cytoscopique est entièrement négative dans ce cas. Le liquide céphalo-rachidien conserve toutes ses propriétés normales : soumis à la centrifugation il ne laisse déposer aucun culot, et ne présente à l'observateur que les très rares éléments cellulaires qui, d'après les recherches de Widal, Sicard et Ravaut, existent dans le liquide céphalo-rachidien normal : pas de leucocytes polynucléaires, quelques rares cellules uninucléées, mononucléaires petits, c'est-à-dire lymphocytes.

Y a-t-il processus méningé, une réaction cellulaire plus ou moins abondante se montre aussitôt, et une leucocytose nette apparaît. Ces constatations sont du plus haut intérêt clinique. Elles permettent de tracer les limites exactes du méningisme, et, à notre avis, elles sont destinées à restreindre son champ, pour augmenter le domaine des processus méningés. Nombre de cas autrefois étiquetés méningisme, parce que la guérison survenait rapidement, et complète, doivent être aujourd'hui rangés parmi les réactions méningées inflammatoires, comme le prouve la leucocytose observée dans ces cas dans le liquide céphalo-rachidien.

La cytoscopie apporte donc des précisions importantes dans le chapitre des processus méningés aigus ou chroniques.

Notre conclusion est donc que la cytoscopie du liquide céphalo-rachidien est un procédé d'une valeur et d'une certitude absolue pour faire la preuve de l'existence d'un processus méningé.

2° Preuves de la nature tuberculeuse du processus méningé. — Elles ont toutes été demandées au liquide céphalo-rachidien, dont on a successivement scruté toutes les propriétés physiques, chimiques et biologiques. Les auteurs ont naturellement été disposés à rechercher des preuves aussi simples que possible, faciles à introduire dans la clinique journalière et à mettre à la portée de tout praticien. Mais beaucoup des procédés ainsi créés constituent des criteriums scientifiquement insuffisants.

Comme pour les criteriums cliniques, nous trouverons ici deux ordres de preuves : criteriums de certitude, et simples signes de probabilité.

A. *Criteriums de certitude.* — Ce sont les seuls devant lesquels on doive s'incliner. Ils sont désormais exigibles des observations à produire dans le débat de la curabilité des processus méningés tuberculeux. Mais ils sont d'introduction somme toute récente, ils sont notamment postérieurs aux deux faits cliniques personnels que nous produisons à l'appui de notre travail, et nous regrettons sincèrement que cet ordre de preuves manque à nos faits. Ces preuves consistent à démontrer l'existence du bacille de Koch dans le liquide céphalo-rachidien incriminé.

Cet examen bactériologique peut se faire de trois façons :

1° Recherche directe du bacille dans le culot obtenu par la centrifugation du liquide ;

2° Culture du bacille par ensemencement du liquide céphalo-rachidien ;

3° Inoculation anx animaux.

1° *Recherche directe* du bacille de Koch sur lames.

On centrifuge une partie du liquide obtenu par ponction lombaire. Le culot est étalé sur lame, fixé et coloré par les méthodes ordinaires d'Ehrlich, de Ziehl.

On peut aussi employer le procédé de Jousset[33], l'*inoscopie*, peu pratique en ce qui concerne le liquide céphalo-rachidien, peu fibrineux et peu coagulable.

Il faut examiner attentivement et complètement, dans toute leur étendue, plusieurs préparations.

Les résultats obtenus varient suivant les auteurs.

Marfan, Monti, Heubner, n'ont pu que rarement retrouver le bacille. Lichtheim l'a trouvé dans la plupart des cas qu'il a examinés ; de même Holzmann et Krönig.

Mais nombre d'auteurs obtiennent des proportions variables : Denigès et Sabrazès 5 fois sur 6, Percheron[47] 15 fois sur 25, Pfaundler, de 33 pour 100 à 70 pour 100, suivant la phase de la méningite.

Tout récemment (10 avril 1903), Griffon, rapportant à la Société anatomique trois résultats positifs sur trois cas examinés, insistait sur la rareté des bacilles de Koch dans les préparations obtenues avec le culot centrifugé (à peine un ou deux bacilles dans une préparation toute entière) et faisait remarquer le contraste entre cette rareté des bacilles dans les préparations d'une part, et d'autre part les colonies très abondantes obtenues par ensemencement de quelques gouttes de liquide sur sang gélosé et la grande virulence de ce liquide pour le cobaye.

Sabrazès et Muratet attribuent les divergences des auteurs sur la fréquence des bacilles de Koch dans le liquide de la méningite tuberculeuse à ce qu'il se forme rapidement dans le liquide céphalo-rachidien un réseau fibrineux qui enveloppe les éléments cellulaires et sans doute aussi les bacilles : aussi conseillent-ils de faire une centrifugation immédiate.

On peut conclure que les résultats de cette recherche sont inconstants et que les cas négatifs sont, somme toute, assez nombreux. Leur signification est amoindrie de ce fait que des bacilles peuvent passer inaperçus dans une surface de préparation qui a échappé.

L'absence de bacilles ne permet donc pas de conclure formellement contre la nature tuberculeuse du processus.

2° *Culture du bacille par ensemencement.* — La culture du bacille de Koch est particulièrement délicate. Elle doit se pratiquer sur des milieux spéciaux, généralement glycérinés. Bezançon et Griffon [9] ont signalé que le liquide céphalo-rachidien dans les cas de méningite tuberculeuse donne toujours des cultures positives sur *sang gélosé glycériné*.

Récemment ces auteurs ont communiqué les résultats de l'ensemencement sur sang gélosé pour 10 cas de méningite tuberculeuse de l'adulte. Ils ont obtenu 10 résultats positifs, qu'ils aient simplement répandu quelques gouttes à la surface du liquide ou bien qu'ils aient ensemencé le culot obtenu par centrifugation de quelques centimètres cubes. Ces cultures étaient visibles à l'œil nu, au bout de douze ou quinze jours.

Dans la séance du 9 mai, à la Société de biologie, ces auteurs ont montré qu'on pouvait remplacer le sang gélosé par le « jaune d'œuf gélosé ». Ce procédé aurait l'avantage d'être d'une préparation encore plus simple et plus facile.

Les résultats de la culture sur milieux spéciaux paraissent donc être constants, et nous retiendrons ce procédé comme ayant une grande valeur. Mais il est difficile à mettre entre toutes les mains : les milieux sont difficiles à préparer, se conservent peu de temps, et se contaminent avec une extrême facilité.

3° *Inoculation aux animaux.* — Reste enfin un dernier mode de diagnostic, les inoculations au cobaye. « Dans 9 cas de méningite tuberculeuse confirmée à l'autopsie, disent Widal et Le Sourd [64], le liquide céphalo-rachidien retiré durant la vie et inoculé au cobaye à des doses variables a infailliblement amené l'éclosion de la tuberculose. » Ces auteurs employaient les injections intra-péritonéales.

Dans une intéressante communication à la Société de biologie, Bezançon et Griffon [10] ont montré la grande virulence du liquide de la méningite tuberculeuse. Dans trois cas examinés le liquide a tuberculisé tous les cobayes et tous les lapins. Une dose minime d'un quart de centimètre cube suffit en inoculation sous-cutanée pour donner chez le cobaye des lésions de tuberculose viscérale déjà visible à l'œil nu moins d'un mois après l'injection. Les lapins sont infectés à la dose de trois centimètres cubes environ injectés sous la peau ou dans la cavité péritonéale.

Nous devons signaler encore l'inoculation du liquide céphalo-rachidien dans la glande mammaire d'un cobaye en lactation, méthode employée par Nattan-Larrier et Griffon[44]. Le liquide de la méningite tuberculeuse à la dose d'un centimètre cube provoque moins d'une semaine après l'injection l'apparition de bacilles dans la sécrétion de la glande. La voie mammaire possède donc l'avantage de la précocité de la réponse.

Les résultats obtenus par la méthode des inoculations sont inconstants. Widal et Le Sourd ont toujours eu des résultats positifs, ainsi que Bezançon et Griffon, Souques et Quiserne[56], Nobécourt. Par contre, Bernheim et Moser[8] ne rencontrent que 14 réactions positives sur 16 cas ; Marfan, dans 3 cas de méningite tuberculeuse vérifiée à l'autopsie, a eu 3 résultats négatifs. Ardin-Delteil[3] a montré que les résultats pouvaient varier pour un même sujet, et pour le même liquide céphalo-rachidien. Ayant inoculé dans le péritoine de deux cobayes la même quantité du même liquide céphalo-rachidien provenant d'une ponction lombaire faite dans un cas de granulie méningée, il a vu l'un des animaux devenir tuberculeux et l'autre rester absolument indemne. Indépendamment de la question de virulence du liquide céphalo-rachidien, qui, dans le cas particulier, était la même pour les deux portions inoculées, interviennent donc d'autres éléments capables de faire varier les résultats, tels que la résistance du terrain.

La méthode des inoculations est donc des plus précieuses ; mais ce n'est pas un criterium infaillible, puisqu'il peut manquer dans des cas où la nature tuberculeuse ne fait aucun doute (Marfan, Ardin-Delteil). Un résultat négatif n'élimine donc pas forcément le diagnostic de nature tuberculeuse, et nous le croyons d'autant moins qu'il doit se rencontrer des tuberculoses méningées plus ou moins virulentes, des tuberculoses atténuées pouvant par suite donner des résultats d'inoculation négatifs.

En résumé, parmi les criteriums de certitude, on doit donc accorder la plus grande importance à la méthode des cultures sur milieux spéciaux, qui, jusqu'ici, s'est montrée d'une constance absolue. Viennent ensuite les inoculations aux animaux, et en dernier lieu la recherche directe du bacille de Koch. Ces divers procédés doivent être mis en œuvre simultanément pour se contrôler mutuellement. Mais, en cas de résultat négatif de l'un deux, si la démonstration péremptoire de la tuberculose fait défaut, il ne faut pas non plus systématiquement rejeter le cas comme n'étant pas tuberculeux, surtout si les autres preuves, dont nous allons maintenant examiner la valeur, ont fourni des réponses favorables.

B). *Signes de probabilité.* — Ils comprennent les preuves demandées aux propriétés physico-chimiques ou au contenu cellulaire du liquide céphalo-rachidien.

Les propriétés physico-chimiques ont fourni des éléments de valeur tellement contingente que nous en ferons un très rapide aperçu. Certains résultats positifs fournis par ces méthodes seront un argument de plus en faveur de la nature tuberculeuse du processus; mais, si ces preuves viennent à faire défaut, on ne peut considérer ces résultats comme éliminatoires.

La cytoscopie est au contraire un procédé de valeur que nous discuterons plus longtemps.

Aucune notion précise ne peut être tirée de la tension intra-rachidienne, pas plus que de l'aspect ou de la coloration du liquide céphalo-rachidien.

Denigés et Sabrazès ont signalé la diminution de la densité du liquide dans la méningite tuberculeuse, fait non confirmé par Dircksen[17], Achard et Lœper[1].

La proportion des chlorures serait légèrement abaissée (Achard), le pouvoir réducteur moins marqué qu'avec le liquide céphalo-rachidien normal.

La présence d'une quantité plus ou moins considérable de fibrine, d'albumine, de sérine, est un indice de nulle valeur.

La *toxicité* du liquide céphalo-rachidien tuberculeux pour les animaux, même en injection intra-cérébrale, s'est montrée nulle pour Sicard; Armand-Delille[3], inoculant ce liquide à des cobayes tuberculeux, a obtenu la mort de ceux-ci dans 4 cas sur 6, alors que des témoins, non tuberculeux, survivaient de quatre à vingt jours.

La *cryoscopie* du liquide céphalo-rachidien, quoique montrant un abaissement assez fréquent du point de congélation dans la méningite tuberculeuse (Widal, Sicard, Ravaut[61]) ne fournit aucun élément capable de la différencier des autres variétés de méningite.

L'*hématolyse*, étudiée par Bard[5], a montré que, dans le cas de méningite tuberculeuse, le liquide céphalo-rachidien pouvait être hémolysant pour le sang du malade. Mais ce fait n'est point particulier à cet état et se rencontre dans d'autres affections.

La *perméabilité méningée* a été aussi étudiée. Alors que les méninges de l'homme normal, ou les méninges atteintes d'inflammations chroniques, sont imperméables à certaines substances, aux iodures notamment, Widal, Sicard et Monod[63] avaient cru pouvoir avancer que la perméabilité existait dans la méningite tuberculeuse.

Depuis, ces auteurs ont observé des résultats négatifs; Guinon et Simon, Léri[26], Cruchet[15], ont aussi constaté l'imperméabilité dans la méningite tuberculeuse ; Ardin-Delteil, dans un cas de méningite tuberculeuse et dans un cas de granulie méningée, a obtenu des résultats négatifs.

D'autre part, on a constaté la perméabilité dans certaines méningites cérébro-spinales (Cruchet[15], Guinon et Simon, Percheron[47], Monod, Brissaud et Brécy).

La perméabilité méningée n'est donc même pas une présomption en faveur de la méningite tuberculeuse.

L'*agglutination du bacille de Koch* par le liquide céphalo-rachidien est un phénomène très incertain. Hawthorn[27] aurait obtenu une réaction positive, mais très faible, avec les liquides provenant de deux méningites tuberculeuses.

Cytodiagnostic. — Le cytodiagnostic du liquide céphalo-rachidien établi par Widal, Sicard et Ravaut[62] est basé sur la méthode générale du cytodiagnostic (recherche des éléments cellulaires contenus dans les sérosités ou les liquides de l'organisme malade). Il a été confirmé dans ses grandes lignes, quoique un certain nombre d'observations soient venues lui enlever un peu de la formule schématique si simple qu'on lui avait imprimée au début, et montrer qu'à toute interprétation cytologique il fallait adjoindre, pour corollaire nécessaire, une étude parallèle des diverses manifestations cliniques présentées par le malade.

On ne se trouvait donc plus en présence d'une formule schématique, mais en présence de faits à interpréter, et par conséquent les erreurs d'interprétation devaient fatalement se glisser et ramener la méthode, du rang de méthode de certitude, à celui plus modeste de méthode de probabilité en tant que pouvant servir à éclairer la nature des processus morbides.

La formule générale établie est la suivante :

Au cas de méningite tuberculeuse, c'est la lymphocytose qui prédomine.

Au cas de méningite bactérienne, il existe au contraire une polynucléose marquée.

Mais cette règle comporte quelques exceptions.

a) Courmont et Montagard, Mollard et André [43] ont rapporté deux cas de méningite tuberculeuse avec liquide céphalo-rachidien dépourvu d'éléments. Ces faits, que nous ne citons que pour mémoire, ne doivent être admis qu'avec de grandes réserves.

b) Au cours de méningites tuberculeuses quelques auteurs ont rencontré une formule nettement polynucléaire. Ainsi, Marcou-Mutzner [41], Lewkowicz, Guinon et Simon, Concetti, Méry et Babonneix, Barjon et Cade [6].

Ceci peut tenir à deux ordres de raisons :

Ou bien le bacille de Koch, au moment où il arrive au contact de la séreuse, provoque une réaction de défense banale, mais de très courte durée, se traduisant par de la polynucléose ; ou bien, comme le veut Concetti, la polynucléose coïnciderait avec la présence de bacilles de Koch abondants et faciles à déceler.

On peut aussi se demander si ces observations présentent des garanties suffisantes, et si, comme dans les observations de Bernard, Bruneau et Hawthorn [11], Babonneix et Armand-Delille [4], Ch. Vedel [59], la polynucléose n'est pas en rapport avec une infection microbienne surajoutée.

Armand-Delille, expérimentalement, a montré que l'injection de poisons tuberculeux dans la cavité sous-arachnoïdienne provoquait l'apparition de polynucléaires.

La constatation d'une polynucléose ne permettrait donc pas toujours d'éliminer l'idée de tuberculose.

c) Enfin, lorsqu'il s'agit de méningites non tuberculeuses à formule polynucléaire, si on laisse vieillir le processus, et qu'on ne pratique que tardivement l'examen cytologique, il est possible que l'on trouve une formule nettement lymphocytaire.

Les observations de Labbé et Castaigne, Sicard et Brécy, Widal, Griffon et Gandy, Apert et Griffon, Achard et Laubry, sont formelles à cet égard, et montrent que cette lymphocytose est un phénomène tardif, substitutif de la polynucléose de défense intensive du début. Plus tard, la lutte s'éteint, et le polynucléaire fait place au lymphocyte.

Enfin les méningites syphilitiques, les processus méningés chroniques (tabes, paralysie générale, sclérose en plaques, syphilis cérébro-spinale) s'accompagnent d'une lymphocytose généralement discrète.

Nous voici donc loin de la simplicité du début, et désormais une lymphocytose quelconque ne doit être étudiée que soumise à la critique des autres conditions cliniques.

Une lymphocytose ne sera de bon aloi pour faire preuve de tuberculose que dans les ponctions pratiquées près du début d'un processus méningé.

Les lymphocytoses des ponctions tardives ou retardées, les lymphocytoses dans les processus chroniques n'ont aucune valeur pour le diagnostic de tuberculose.

Si la formule générale reste vraie pour la grande majorité des cas, dit Sicard, il ne faut jamais perdre de vue que la clinique doit marcher de pair avec le laboratoire.

La lymphocytose demeure une présomption très forte de tuberculose ; mais ce n'est qu'une présomption, qui, pour devenir preuve, a besoin d'être corroborée par d'autres renseignements.

Voyons quels peuvent être ceux-ci, et de quel appoint ils

peuvent être pour la question de diagnostic pathogénique qui nous occupe à cette heure.

Iodophilie, aniodophilie. — Sabrazès et Muratet ont communiqué à la Société de biologie un moyen de diagnostic basé sur la fixation de l'iode par les éléments cellulaires. Les lymphocytes de la méningite tuberculeuse ne fixent pas l'iode, tandis que les polynucléaires de méningites bactériennes sont iodophiles.

La constatation de ce caractère joint à la lymphocytose aurait donc une importance que les observations de l'avenir fixeront d'une manière définitive.

Mais la lymphocytose, pour étayer un diagnostic de tuberculose, ne peut-elle pas s'appuyer sur des faits ou des réactions d'un autre ordre, d'importance telle que l'ensemble puisse acquérir une valeur en quelque sorte pathognomonique? Nous croyons qu'il peut exister des faisceaux de preuves d'une grande valeur.

Chez le malade présentant la réaction lymphocytaire, on peut rechercher les réactions spéciales de l'organisme vis-à-vis de l'injection tuberculeuse, quel que soit le siège de la lésion.

Injections de tuberculine. — Maniées avec prudence, aux doses d'un dixième à un cinquième de milligramme, selon les préceptes de Hutinel, Grasset et Vedel, elles peuvent être utilisées. Un résultat positif n'a pas une valeur absolue, puisque la réaction thermique a été constatée après ces injections chez des syphilitiques et des cancéreux.

Epreuve du vésicatoire. — L'épreuve du vésicatoire ou étude cytologique de l'exsudat séreux provoqué par l'application du vésicatoire est encore toute récente, puisque la première communication de Roger et Josué[61] date de mai 1901. La diminution des éosinophiles et l'augmentation des mononucléaires dans la sérosité du vésicatoire semblent avoir une grande valeur pour un diagnostic de tuberculose. Les conclusions de Roger et Josué ont été confirmées par Humbert[30] à la clinique de Bard, et tout dernièrement l'épreuve du vésicatoire a fourni un précieux appoint à Hobbs[29] pour un diagnostic délicat.

Séro-diagnostic.— Le séro-diagnostic de la tuberculose d'Arloing et Courmont prend tous les jours une importance de plus en plus grande, à mesure que son application se généralise. Pour juger la valeur de ses résultats, nous nous en rapporterons aux conclusions de l'excellente *Revue générale et nouvelle statistique* publiée cette année-même par M. Lagriffoul[31] : « Le pouvoir agglutinatif, dans l'immense majorité des cas, des humeurs des tuberculeux sur les cultures homogènes de bacilles de Koch (les cas négatifs se rapportant le plus souvent à des formes cachectiques) ne saurait actuellement faire de doute pour personne. Ce n'est donc pas tant chez les tuberculeux qu'en dehors d'eux qu'il faut expérimenter. Hawthorn a signalé que les injections de sublimé pouvaient faire acquérir au sérum sanguin la propriété d'agglutiner les cultures homogènes de bacilles de Koch. Nous-même avons constaté la fréquence vraiment considérable des résultats positifs dans la dothiénentérie. Peut-on donc rencontrer l'agglutination du bacille de Koch en dehors de la tuberculose ; dans quels cas alors, et surtout dans quelles limites ? »

On aura dès lors la démonstration que la réaction lymphocytaire est survenue sur un terrain tuberculeux, et, étant donnée la quasi-spécificité de cette réaction cellulaire, le groupement des deux ordres de réactions acquerra une valeur diagnostique considérable. Tuberculose démontrée d'une part, processus méningé démontré d'un autre côté, et processus à lymphocytes, équivaudront le plus souvent à un diagnostic de processus méningé tuberculeux. Cependant des associations possibles, chez le même sujet, de syphilis et de tuberculose, pourront rendre parfois la question insoluble.

Nous croyons donc que si la lymphocytose seule a déjà une grande valeur pour le diagnostic de tuberculose, son association à une épreuve positive par la tuberculine, le vésicatoire, et surtout à un séro-diagnostic d'Arloing et Courmont positif peut entraîner les convictions dans certaines circonstances cliniques spéciales.

Dans toute cette étude des criteriums de laboratoire, nous avons eu surtout en vue les processus méningés tuberculeux diffus, la méningite tuberculeuse et la granulie méningée; dans quelle mesure tout ce qui précède s'applique-t-il aux processus localisés? Sicard[85], dans son livre sur le liquide céphalo-rachidien, indique deux cas de méningite corticale en plaques avec cytodiagnostic négatif. La réaction cellulaire n'apparaîtrait donc qu'avec des foyers méningés ayant une tendance à l'extension. A fortiori sera-t-elle plus réduite au cas de tubercule cérébral.

Dans ces cas de tuberculose méningée répondant évidemment à une atténuation de virulence du bacille de Koch, le nombre des résultats négatifs en ce qui concerne les cultures, les inoculations au cobaye, la recherche directe sur lames, ne peuvent que s'accroître dans de fortes proportions. Cet ensemble de conditions rend bien difficiles les constatations concernant l'existence d'un processus, et, à fortiori, concernant sa nature.

III. — Enfin notre diagnostic, base de discussion, serait incomplet s'il n'essayait d'établir, en même temps que l'existence d'un processus méningé et la nature tuberculeuse de ce processus, sa forme *anatomo-clinique*.

Les circonstances cliniques, l'évolution de la maladie, la

succession des symptômes suffiront parfois à éclairer d'une façon suffisante ce dernier point. Nous ne voulons pas reprendre ici toute cette étude, déjà exposée dans notre premier chapitre. Le diagnostic est souvent malaisé entre certaines formes de méningites tuberculeuses proprement dites et les processus tuberculeux méningés plus localisés, comme la méningite en plaques et les tubercules méningés. L'évolution est ici un point capital, et nous ne devons pas oublier que, dans certains cas où des maîtres avaient cru pouvoir poser le diagnostic clinique de méningite tuberculeuse diffuse, une autopsie ultérieure est venue révéler un processus localisé.

Les recherches de laboratoire peuvent-elles servir à éclairer quelques-uns de ces points ?

Teneur en fibrine et albumine à peu près nulle au cas de tubercule cérébral, un peu supérieure dans les méningites en plaques, portée au maximum dans la méningite vraie ; fibrine peu abondante dans la granulie ; virulence suivant une gamme ascendante depuis la granulie jusqu'à la méningite tuberculeuse, en passant par la méningite en plaques ; et peut-être comme nous l'avons observé dans plusieurs cas, avec Ardin-Delteil, la leucocytose de la granulie se traduisant par une mononucléose à grands mononucléaires, plutôt que par une lymphcocytose v ritable : tels sont les arguments à faire valoir en faveur de telle ou telle hypothèse.

Il ressort de cet ensemble de faits :

Que les criteriums cliniques sont bien incertains, en dehors de la cérébroscopie ; que , pour arriver à un diagnostic digne de foi, sur lequel on puisse baser une discussion scientifique, à ces criteriums cliniques on doit toujours adjoindre un ou plusieurs criteriums de laboratoire, surtout lorsqu'il s'agit de processus méningés d'allure clinique incomplète.

Parmi les criteriums de laboratoire, les uns sont suffisants, tels ceux démontrant la présence du bacille de Koch dans le liquide céphalo-rachidien, c'est à-dire dans les méninges.

Les autres (cytoscopie) ont une très grande valeur, qui se change en certitude lorsqu'ils sont appuyés par des preuves cliniques et en même temps par des réactions spécifiques telles que l'épreuve de la tuberculine, l'épreuve du vésicatoire, la séro-réaction d'Arloing et Courmont.

Nous n'admettrons donc à la discussion que les faits répondant à l'un des desiderata suivants :

Cérébroscopie positive (ou autopsie ultérieure).

Cultures, inoculations, recherche du bacille de Koch positives.

Lymphocytose associée soit à l'épreuve de la tuberculine, soit au séro-diagnostic d'Arloing, soit à l'épreuve du vésicatoire.

Les choses étant ainsi posées, nous pouvons maintenant aborder les faits et ouvrir la discussion.

CHAPITRE III

LE PROBLÈME DE LA CURABILITÉ DES PROCESSUS MÉNINGÉS TUBERCULEUX EN DEHORS DE LA PONCTION LOMBAIRE

Quelques mots d'historique. — Observations de guérison, avec le seul diagnostic clinique. — Observations avec diagnostic confirmé par l'autopsie : Cadet de Gassicourt, Rilliet, Janssen. — Observations avec cérébroscopie : Dujardin-Beaumetz, Thomalla. — Etat actuel de la question : importance d'un diagnostic par les méthodes de laboratoire.

Dès l'origine, dès les premières études sur la terrible affection isolée par Robert Whytt, en 1768, le pronostic de la méningite tuberculeuse apparut avec une gravité telle que son diagnostic équivalait à un arrêt de mort. Cependant quelques auteurs publiaient des observations isolées de guérison (Cheyne, Abercrombie, Jahn, Rœser). Hahn, en 1853, dans une monographie intitulée *De la méningite tuberculeuse étudiée au point de vue clinique*, donna un grand nombre de cas, mais qui tous, sauf un, prêtent largement le flanc à la critique.

En 1855, paraît dans les Actes de la Société médicale des hôpitaux un mémoire de Rilliet intitulé : *De la guérison de la méningite tuberculeuse.* L'auteur, après avoir examiné plusieurs observations publiées avant lui, apporte à son tour trois observations personnelles, dont une avec diagnostic rétrospectif par l'autopsie, cinq ans après une évolution clinique de méningite tuberculeuse. Cette dernière, que nous résumerons plus loin, est encore aujourd'hui un des plus forts arguments à l'appui de la guérison, sinon de la méningite tuberculeuse, du moins de certains processus méningés tuberculeux.

Dans son *Traité clinique des maladies de l'enfance*, Cadet de Gassicourt[12] consacre une leçon à la *guérison de la méningite*. Cet auteur a observé un malade chez qui les symptômes méningitiques, qui avaient duré vingt-trois jours, disparurent pendant deux mois et demi, donnant l'illusion d'une guérison complète, pour reparaître en même temps que survenait une diphtérie qui emporta le malade ; l'autopsie révéla un tubercule du cervelet gros comme un œuf et des lésions méningées avoisinantes, récentes ou anciennes. Cadet de Gassicourt émet l'hypothèse que les processus méningés tuberculeux qui aboutissent à la guérison sont des processus de méningite circonscrite autour de tubercules méningés.

Diagnostic purement clinique. — On trouve dans la science de nombreuses observations de méningites tuberculeuses considérées comme guéries, qui n'ont d'autre contrôle que le diagnostic clinique. Dans une thèse soutenue à Bordeaux cette année-même, sous l'inspiration de Sabrazès, Parrenin[45] a pu colliger 38 observations de méningites tuberculeuses diagnostiquées cliniquement et qui ont guéri. Il ne saurait entrer dans le plan de notre travail de passer en revue ces diverses observations, dont plusieurs émanent de maitres éminents. Ce sont des faits qui sont bien connus ; mais, en face du dogme aujourd'hui classique du pronostic fatal de la méningite tuberculeuse, leur valeur se buterait toujours à l'hypothèse de la possibilité d'une erreur de diagnostic. Nous laisserons volontairement tous ces faits de côté pour insister sur quelques observations de guérison de méningite tuberculeuse avec confirmation ultérieure à l'autopsie.

Diagnostic confirmé par l'autopsie. — Parrenin a pu réunir dans sa thèse 10 observations de cette catégorie. Nous résumerons ici les deux qui nous ont paru les plus intéressantes, celle de Rilliet[50] et celle de Janssen[32].

Mais auparavant nous dirons quelques mots de l'observation de Cadet de Gassicourt. Un enfant, présentant une symptomatologie de méningite tuberculeuse prolongeant son évolution pendant sept mois avec rémissions successives, succombe emporté en trois jours par une diphtérie toxique, et on constate à l'autopsie : Quatre granulations tuberculeuses dans la scissure de Sylvius droite ; adhérences des méninges au niveau de l'hémisphère gauche du cervelet. Dans ce lobe du cervelet on trouve un *gros tubercule du volume d'un œuf.* Autour de cette tumeur, les méninges étaient très épaissies et présentaient les caractères d'une inflammation ancienne et quelques traces d'une inflammation plus récente. Cette observation est intéressante parce qu'elles nous montre que la symptomatologie de la méningite tuberculeuse a pu être réalisée par des lésions de méningite localisée, réaction de voisinage d'un gros tubercule. C'est là un point sur lequel nous insisterons après avoir exposé l'observation de Rilliet ; mais, comme observation de méningite guérie, l'observation de Cadet de Gassicourt pert toute sa valeur puisque l'enfant a été emporté par une diphtérie alors que le processus méningé était en pleine évolution.

Résumons l'observation III du mémoire de Rilliet sur la *guérison de la méningite tuberculeuse :*

Observation I

(Résumée)

(Rilliet, Actes de la Soc. méd. des hôpitaux, 1855)

Un petit garçon de cinq ans et demi est pris brusquement de céphalalgie, de douleurs abdominales et de vomissements. Dès le lendemain raideur légère de la nuque ; pas de selle pendant trois jours ; le pouls est à 60, régulier ; il y a de l'agitation.

Le sixième et le septième jours les symptômes spinaux augmentent : il y a un véritable opistothonos : la cuisse gauche est fléchie sur le bassin, en contracture.

On constate une amélioration du huitième au treizième jour.

Le quatorzième jour la céphalalgie, la raideur du tronc, les douleurs dans les jambes reparaissent ; l'enfant est assoupi, la rétraction du ventre est permanente, les forces sont déprimées, l'amaigrissement s'accroît.

Du vingtième au quarantième jour le pouls devient irrégulier ; la constipation s'établit ; la céphalalgie persiste ; somnolence ; respiration irrégulière, alternatives de rougeur et de pâleur du visage ; la céphalalgie arrache des cris au malade ; soupirs, grincements de dents ; dilatation des pupilles.

A partir du quarante et unième jour, les symptômes vont progressivement en s'aggravant : pouls de plus en plus petit, respiration lente ; l'intelligence se trouble ; il y a un délire violent ; par intervalles léger strabisme ; selles involontaires. Le quarante-huitième jour l'état est tel qu'il semble aux médecins que l'enfant n'a plus que quelques heures à vivre.

Mais, dès le quarante-neuvième jour, la scène change. Le visage devient meilleur, l'intelligence reparaît, la raideur du cou diminue, les pupilles se contractent.

Après quelques alternatives de mieux et de pire tous les phénomènes disparaissent au soixante-sixième jour.

Quelques mois plus tard, le malade fait une chute sur la tête et se fracture le rocher. On constate du coma, du strabisme, mais l'enfant guérit en peu de jours.

Cinq ans et demi se passent et la santé se maintient bonne : tous les sens sont intacts, les mouvemeets sont libres ; l'enfant a bon appétit et ne maigrit pas.

Tout à coup, subitement, céphalalgie, vomissements pendant quatre jours, constipation.

Au dixième jour, perte absolue de connaissance, pupilles dilatées et peu contractiles ; respiration inégale, soupirs, ventre en bateau.

Le pouls s'accélère et va jusqu'à 160, la respiration atteint 60 et 68 ; la paupière droite est paralysée. La mort arrive au treizième jour.

Autopsie. — Vaisseaux de la dure-mère injectés ; masse encéphalique volumineuse ; arachnoïde poisseuse.

Sur l'hémisphère droit la pie-mère est injectée ; on voit quelques granulations jaunes. D'autre part, près de la scissure interlobaire, sur cet hémisphère, les membranes cérébrales sont blanc nacré ; la pie-mère adhère à l'arachnoïde.

Sur l'hémisphère gauche, granulations jaunes, très nombreuses, du volume d'un gros grain de semoule. Les granulations sont très abondantes dans la profondeur des circonvolutions, surtout dans la partie moyenne et externe de l'hémisphère gauche.

Enfin à la partie moyenne de cet hémisphère gauche on aperçoit une *masse jaunâtre* qui occupe l'intervalle de deux circonvolutions et qui forme entre elles comme un espèce de coin à base extérieure. Cette masse est composée d'une matière dure, cassante, jaunâtre, entourée et traversée de vaisseaux. Ce produit morbide, examiné au microscope, a été trouvé identique à la matière tuberculeuse, mais il différait du tubercule ordinaire par sa plus grande dureté. Cette masse avait environ une longueur de 1 centimètre et une épaisseur de 4 millimètres.

L'autopsie révéla en outre des poumons intacts, mais quelques glandes bronchiques transformées en matière tuberculeuse blanc jaunâtre et au niveau du rein gauche un tubercule jaune sous la capsule.

Discussion. — En résumé un petit malade fait une évolution d'une affection méningée qui dure soixante-six jours avec un tableau clinique tel que le diagnostic de méningite tuberculeuse paraît s'imposer aux médecins ; il guérit contre toute attente et la conclusion qui s'impose avec nos données actuelles sur la méningite tuberculeuse est qu'on a commis une erreur de diagnostic, mais *cinq ans et demi* après il est emporté en treize jours au milieu d'un tableau clinique analogue à la première évolution : l'autopsie révèle un gros tubercule à la partie moyenne de l'hémisphère gauche d'une part, de l'autre des lésions de méningite tuberculeuse.

Si l'on rapproche cette observation de celle de Cadet de Gassicourt, dont nous avons exposé plus haut les faits essentiels, on voit dans les deux cas une maladie qui a évolué comme une méningite tuberculeuse ordinaire, l'une évoluant en vingt-trois jours avec trois périodes de rémission, l'autre en soixante-six jour avec une seule rémission du huitième au treizième jour. Le premier malade reste guéri pendant trois mois, puis présente une rechute ; une maladie intercurrente (diphtérie) l'emporte en trois jours, interrompant ainsi brusquement l'évolution du processus méningé ; le second malade succombe cinq ans et demi plus tard à un nouveau processus méningé.

Tout d'abord une première objection se pose : ce ne sont pas là des cas de guérison de processus méningés tuberculeux : le malade de Cadet de Gassicourt n'a pu être suivi ; il a été emporté par une maladie intercurrente, mais en pleine évolution d'un processus méningé qui pourrait se terminer par la mort. Le malade de Rilliet succombe à un processus méningé tuberculeux, mais il est resté cinq ans et demi guéri. Certes ici encore on ne peut dire que ce soit là un cas de guérison définitive ; mais une accalmie de cinq ans et demi nous permet de penser que dans quelques cas la guérison en est possible.

Si nous insistons sur ces deux cas, c'est moins comme exemple d'une guérison qui peut en somme être discutée que pour bien mettre en évidence ce fait qui nous paraît important : dans ces deux cas le syndrome clinique de la méningite tuberculeuse s'est manifesté avec un tableau tel qu'il s'est imposé à deux cliniciens éminents, et l'autopsie est venue révéler qu'on s'était trouvé en présence de tubercules méningés ayant déterminé de la méningite de voisinage.

De l'observation de Rilliet découle encore cette conclusion

importante: c'est qu'une réaction méningée tuberculeuse, quelque intense qu'elle ait pu paraître, — et il semble difficile d'admettre un cas plus grave puisque au quarante-huitième jour l'enfant paraissait n'avoir plus que quelques heures à vivre, — peut rétrocéder et rétrocéder au point de donner une accalmie de cinq ans et demi.

Nous tenons, à rapporter maintenant, pour terminer ces quelques considérations sur les processus méningés guéris avec vérification anatomique rétrospective, un cas que nous n'avons malheureusement pu recueillir *in-extenso*, mais dont nous trouvons l'observation résumée dans la *Semaine médicale* :

Observation II

(Résumée)

(Janssen, *Semaine médicale*, 1896, p. 128)

Un caporal d'infanterie, âgé de dix-neuf ans, entre à l'hôpital militaire de Maestricht, le 2 mai 1892, et présente bientôt les symptômes d'une méningite tuberculeuse: céphalalgie, vomissements, température élevée, pouls ralenti (52 pulsations à la minute), respiration irrégulière, strabisme convergent, pupilles dilatées, insensibilité de la cornée, contracture des muscles de la nuque, des bras et de la jambe gauche, exaltation de la sensibilité cutanée, délire tranquille, émission involontaire des matières fécales et des urines, etc.

Seize jours après, on constate d'abord une légère amélioration dans l'état du sujet, puis peu à peu les symptômes s'amendent et, le 15 juillet de la même année, le malade tout à fait rétabli quitte l'hôpital.

Cependant le rétablissement devait être de courte durée. En effet, cet homme revint souvent à l'hôpital soit pour une laryngite, soit pour une bronchite, et il finit par mourir phtisique le 18 août 1895, *sans avoir présenté de nouveaux symptômes cérébraux.*

A l'autopsie, on constate du côté du cerveau des lésions méningitiques tuberculeuses siégeant à la convexité et à la base de l'encéphale. Il s'agissait d'un épaississement de la pie-mère, déterminé par une néoformation de tissu conjonctif adhérant à la pulpe cérébrale, dans lequel étaient disséminés de nombreux tubercules caséeux et fibreux.

Discussion. — Cette observation peut donc être résumée : méningite tuberculeuse à tableau clinique classique guérissant après deux mois environ d'évolution, — mort trois ans plus tard de tuberculose pulmonaire *sans nouveaux symptômes cérébraux*, — à l'autopsie constatation de lésions méningées tuberculeuses anciennes au niveau de la convexité et de la base.

Nous n'insisterons pas longuement sur cette observation : c'est un cas de méningite tuberculeuse à laquelle on ne peut appliquer que le qualificatif de *diffus*, qui rétrocède et qui reste trois ans sans déterminer aucun trouble cérébral ; la mort du malade est survenue par tuberculose pulmonaire au bout de ce laps de temps ; sans doute une nouvelle évolution d'un processus méningé était possible, mais une période silencieuse de trois ans, avec constatation à l'autopsie d'un processus fibreux de guérison englobant les tubercules, peut bien nous autoriser à supposer que dans certains cas même le processus de méningite tuberculeuse diffuse peut guérir. En tout cas, ce sont là des faits qui méritent d'être connus, car, quand on parle de rémissions dans les processus méningés tuberculeux, on n'a pas coutume de songer à des rémissions semblables.

Observations avec cérébroscopie. — Le terme de cérébroscopie a été créé par Bouchut pour désigner l'examen ophtalmoscopique du fond de l'œil chez les sujets porteurs d'une méningite tuberculeuse. C'est là un procédé qui a une grande valeur diagnostique, mais les tubercules de la choroïde sont loin d'être constants : d'après Cadet de Gassicourt on ne les trouve que trois fois sur vingt-cinq cas ; en outre l'examen ophtalmoscopique présente de grandes difficultés chez les malades à la période d'excitation, alors que le diagnostic est hésitant ; aussi n'est-il pas souvent pratiqué à cette période ; à la période de coma il est assez aisé, mais négligé comme inutile, le diagnostic étant en général ferme à ce stade de la maladie. Ces deux motifs, rareté des tubercules de la choroïde d'une part, rareté de l'examen ophtalmoscopique de l'autre, expliquent facilement que ce mode de diagnostic n'ait pas apporté plus de documents à la question de la curabilité de processus méningés tuberculeux.

On trouve dans la littérature médicale deux observations de processus méningés guérissant, alors qu'un examen ophtalmoscopique avait révélé l'existence de tubercules au niveau de la choroïde. Nous avons jugé indispensable de donner ces deux observations *in-extenso* dans une étude sur la curabilité des processus méningés tuberculeux.

Observation III

(IN-EXTENSO)

(DUJARDIN-BEAUMETZ, in *Union médicale*, 1879, n° 54)

Harlay (Henri), âgé de vingt-trois ans, charretier, entre le 12 octobre 1878 dans le service du docteur Dujardin-Beaumetz ; il est couché salle St-Lazare, 21. Ce garçon déclare n'avoir souvenir d'aucune affection dans sa jeunesse, ses parents lui auraient dit qu'enfant il a été à plusieurs reprises très malade.

Dans la famille, ils ont été douze enfants ; ils sont vivants et bien portants, sauf deux : l'un mort à dix ans (une sœur), et l'autre mort peu de temps après sa naissance.

Son père, buveur, serait mort phtisique, sa mère de même ; elle était diabétique.

Il a toujours mené une vie assez dure ; maçon dans son pays jusqu'en 1877, il est arrivé à Paris à cette époque où il a fait depuis lors le métier de charretier.

Il y a six mois, ce garçon, dans une rixe, a reçu un coup de canne plombée qui lui a fait perdre connaissance et qui a amené une plaie du côté gauche de la tête. Cette plaie s'est cicatrisée sans traitement. Il prétend qu'à partir de ce moment, il a eu des crampes dans les jambes ; mais tous ces symptômes ont complètement disparu depuis trois mois et il jouissait d'une santé parfaite jusqu'au 12 octobre.

12 octobre 1878. — Après son souper, notre homme se trouva pris subitement d'un frisson ; il claquait des dents, tremblait de tous ses membres, etc. ; ses camarades le portèrent à l'hôpital à huit heures du soir. Il fut couché au n° 21 de la salle St-Lazare. Il sua beaucoup, puis s'endormit.

Le lendemain matin, son état était bien meilleur, on ne constate chez lui qu'un peu d'état saburral des premières voies et un peu d'abattement. Le malade dit qu'il se sent faible, mais mieux. Il n'a pas été à la selle depuis deux jours (2 verres d'eau de Sedlitz).

14. — Même état ; pas de selles. Le soir à six heures frisson, chaleur, sueurs pendant une heure et demie à deux heures. Température axillaire 39°,6.

15. — Accablement ; point de douleur. On ordonne le sulfate de quinine (0 gr. 50) à prendre deux heures avant l'accès prévu de six heures.

17. — Quinine, pas d'accès.

18. — A trois heures après midi, accès très violent, 40° ; sulfate de quinine (0 gr. 50) à prendre tous les jours (eau de Sedlitz 2 verres). Repos au lit.

22. — Pas d'appétit, pas d'albumine dans les urines. Une selle la veille.

23. — Accès à deux heures après dîner jusqu'au lendemain matin. Le malade est en pleine période de sueurs. La période de frisson a été très longue et très violente. Le malade, pâle, a claqué des dents. (sulfate de quinine 1 gr.).

30. — Nouvel accès, plus faible.

3 novembre. — On cesse la quinine, le malade n'ayant plus d'accès; selle liée. État général très bon. Le malade se lève, va et vient. Il veut quitter prochainement le service et reprendre son travail.

5. — A la visite du soir il se plaint de céphalalgie intense; la lumière le fait souffrir. Les membres paraissent douloureux au moindre contact. Température 37°,8, pouls 88. Point de douleur, ni aucun signe du côté des viscères. Poitrine saine. Urine normale.

6. — Cet état persiste. Température 38°. Pouls 109, petit, moins régulier.

7. — Pouls 48. Pupilles inégales, la gauche dilatée. Pas de vomissements. Le malade a du strabisme (il y a longtemps qu'on lui a appris qu'il louchait un peu), mais c'est la première fois que nous nous en apercevons. D'ailleurs c'est de l'œil gauche qu'il aurait louché et c'est du droit qu'il louche maintenant. Quatorze inspirations régulières par minute.

Cœur : pas de souffle; poumons : rien. Abdomen non douloureux. Constipation, pas de vomissements, ni de nausées. La douleur de tête est générale, mais elle est surtout forte au niveau des deux tempes. Pas de paralysies, pas de contractures. Quand on touche les membres gauches, surtout le membre supérieur, on produit de la douleur. Rien à droite.

Température 36°,4 le matin; 36°,4 le soir. Pouls 48.

8. — Température 36°,8 matin; 36°,4 soir. Pouls 52.

9. — Respiration plus lente, mais régulière, pas de vomissements. Le bras gauche paraît un peu raide, fait difficilement les mouvements. Strabisme très net. L'œil droit est dévié en dedans. La pupille du même côté est dilatée. Il semble donc qu'il y ait à la fois paralysie du nerf oculaire interne et du nerf oculaire externe. Température matin 36°,6; soir 36°,4. Pouls 56. Pendant la nuit perte de connaissance. Cris hydrencéphaliques.

10. — Le malade ne répond pas. Il est couché sur le côté gauche, la tête cachée dans son oreiller; facies rouge, strabisme interne (droit). Pupille fortement dilatée à droite; ne dit pas un mot. Le bras droit résiste à peine aux mouvements forcés, la jambe droite de même. Cette résistance n'est pas exagérée, elle paraît normale. Le bras gauche est contracturé; les doigts pliés dans la main, la main sur l'avant-bras, l'avant-bras sur le bras; on ne peut, même avec de

violents efforts, les étendre. A la cuisse et à la jambe du côté gauche : rien. L'extension du pied est forcée. Quand on touche ou pince les membres du côté droit ou qu'on fait reposer sur eux un corps froid, on n'obtient aucun phénomène particulier ; au contraire, quand on touche les membres supérieur et inférieur du côté gauche, on produit de la douleur, ce qu'expriment la physionomie du malade et ses gémissements.

En pinçant fortement les deux membres du côté gauche, on le réveille de sa torpeur : il crie et par ce pincement et par l'application de corps un peu froids on produit des mouvements réflexes du côté gauche.

Constipation : calomel 0,10 en 20 paquets ; glace sur la tête. Température axillaire : matin, 36°,6 ; soir, 36°,4. Pouls, 56. Respiration régulière. Troubles de la circulation de la face : tantôt rougeur, tantôt pâleur.

11. — L'état persiste. Cependant le malade a les yeux ouverts : il louche toujours ; regard vague, hébété, il ne comprend pas ce qu'on lui dit, ne parle pas.

L'hyperesthésie persiste dans les membres gauches. La contracture persiste dans le bras gauche. Le malade boit.

Glace sur la tête. Calomel, 0,10, en 20 paquets. Une selle dans la journée. Température : soir, 36°,6. Pouls, 56.

12. — Le malade comprend quelques paroles et répond, mais vaguement ; il n'a pas conscience de ce qui s'est passé dans les deux jours précédents. Selle dans la journée ; il a dormi un peu. Face assez pâle, un peu d'amaigrissement ; quelques nausées ; un seul vomissement, peu abondant.

Le strabisme a beaucoup diminué, mais la pupille est toujours dilatée. La contracture du bras existe encore, mais beaucoup diminuée.

L'hyperestéhsie persiste, mais sans que le pincement provoque des mouvements réflexes pareils à ceux du début.

Pouls, matin, 52. Température, 37°,2.

Pouls, soir 68°. Température, 36°,4.

13. — Pouls, 80. Température, 36°,4. Plus de contracture du bras. Il a encore un peu de dilatation de la pupille droite. Le strabisme a diminué. Constipation.

Anesthésie du côté gauche (membres supérieur et inférieur) à la place de l'hyperesthésie des jours précédents.

La santé est presque complète. Plus de céphalalgie. Le malade est gai, mange, etc.

Les jours suivants l'état du malade s'améliore de plus en plus.

20. — A cette date notre homme est complètement remis depuis plusieurs jours. Il veut s'en aller. Il ne louche plus de l'œil droit. Il conserve du côté gauche le léger strabisme qu'il avait toujours eu.

NOTE DE M. LE DOCTEUR MEYER

Œil droit. — A l'ophtalmoscope on trouve la papille du nerf optique légèrement voilée surtout à sa périphérie. La partie supérieure et interne du nerf optique est le siège d'une exsudation qui se propage sur les parties voisines de la rétine. Les vaisseaux disparaissent en parties sous cette exsudation. Sur le reste du fond de l'œil, les artères paraissent avoir leur calibre normal, tandis que les veines sont dilatées, tortueuses et d'une nuance plus foncée. En remontant le cours d'une de ces veines, dans la moitié de la partie supéro-interne de la rétine, on découvre, au voisinage de la première bifurcation de ce vaisseau, une opacité légèrement proéminente au-dessus du niveau du fond de l'œil. Cette opacité, de forme presque ronde, de couleur jaunâtre, ombrée sur les bords, presque claire au sommet, est située derrière la rétine dont elle soulève un des vaisseaux.

Force visuelle et champ visuel normaux. Perte de la perception exacte des couleurs, mais distingue encore le rouge très vif.

Diagnostic. — Neuro-rétinite et tubercule de la choroïde.

Discussion. — On ne peut s'empêcher de reconnaître que cette observation de Dujardin-Beaumetz est bien atypique comme méningite tuberculeuse. Si, à partir du 5 novembre, cet homme nous a présenté un syndrome méningé qui, cliniquement, peut être rapporté à la méningite tuberculeuse, il ne faut pas oublier que pendant tout un mois ce sujet a eu des accès de fièvre ; d'autre part, dans les antécédents, nous trouvons un violent traumatisme sur le crâne ; bref, c'est un cas qui ne nous paraît pas entraîner la conviction. Cependant la constatation d'un tubercule choroïdien par un oculiste compétent nous obligeait à rapporter ici cette observation.

L'an passé Thomalla a publié, dans le *Berliner klinische Wochenschrift* une observation de guérison d'un processus méningé avec constatation de tubercule choroïdien qui nous paraît avoir plus de valeur. Nous donnerons in-extenso cette observation, dont nous avons trouvé la traduction dans la thèse de Parrenin.

Observation IV

(Traduction PARRENIN)

(THOMALLA, *Berliner klinische Wochenschrift*, 1902)

M. B..., vingt ans, étudiant en droit, descend de parents tuberculeux qui tous deux sont morts de tuberculose. Lui-même a souffert d'affections tuberculeuses du pharynx, de la langue, des amygdales et du cou, que l'on a dû plusieurs fois brûler au thermocautère. Depuis environ trois ans, il porte au-dessus de l'anus quelques fistules qui, bien qu'opérées, n'ont pas guéri. Quelques mois avant sa maladie, il a ressenti un soir de vives douleurs de tête qui ont bientôt disparu sans traitement, mais lui ont laissé dans l'oreille gauche un bourdonnement qui revient assez souvent. Le 23 février 1901, il se trouva subitement si malade qu'on dut appeler le médecin pendant la nuit.

État actuel le 23 février. — Le malade est un garçon de vingt ans, grand, fort, bien constitué, il a encore toute sa conscience, parfois un peu obnubilée. Il se lamente bruyamment, fait des mouvements timides avec les mains et les pieds et se roule sur son lit en gémissant et criant. Il saisit sa tête entre les deux mains et demande du secours. Une injection de morphine 0,03 centigr. réussit assez bien. Température 38°,7. La nuque est très sensible à la pression, rien de particulier à signaler du côté de la colonne vertébrale.

Cependant, il y a au-dessus de l'anus trois fistules qui, au premier abord, semblent être des fistules instestinales. Ces fistules s'arrêtaient au sacrum, comme on le reconnut plus tard. Les violentes contractions musculaires du visage étaient provoquées sans doute par les vives douleurs de tête.

L'examen des yeux ne put être pratiqué dès le premier jour, en raison de l'agitation extrême du malade. Les pupilles réagissent faiblement à la lumière. Les poumons sont normaux à l'auscultation et à la percussion. La respiration est normale. La fréquence du début pouvait être attribué à l'angoisse et à l'agitation du sujet, car elle cessa dès qu'il fut plus calme. Au début, le pouls était assez fort, mais fréquent ; dans la suite il oscilla. Légère exagération des réflexes patellaires et cutanés. Le malade avait vomi une fois et n'avait pas été à la selle dans la journée précédente. La vessie est tendue, pleine. Cependant le malade ne peut uriner. On pratiqua d'abord le cathétérisme et on prescrivit 0 gr. 30 de calomel et un lavement glycériné, une vessie de glace sur la tête, de l'iodure de potassium ; dès le second jour, de la créosote et plusieurs fois par jour des injections de morphine.

Le diagnostic s'imposait. Le 27 février la fièvre avait baissé, le malade se sentait plus fort.

Thomalla le conduisit chez un confrère qui hésita entre une méningite tuberculeuse et une tumeur de l'encéphale.

Le sujet fut alors examiné par un ophtalmologiste qui découvrit dans l'œil gauche un tubercule choroïdien ; son diagnostic fut : méningite tuberculeuse ou atrophie du rein. Un examen approfondi des urines permit d'écarter le pronostic d'atrophie du foie. Un second examen des yeux écarta le diagnostic de tumeur cérébrale. Voici la note transmise par les internes de la clinique ophtalmologique : Nerf optique normal des deux côtés ; pas de traces d'engorgement veineux ; dans l'œil gauche, à la partie inférieure et interne, il y a deux petits noyaux tuberculeux, l'un à côté de l'autre, compris dans l'épaisseur de la choroïde. La dose de créosote fut alors portée à 4 gr. 50 par jour, par capsules de 0,50.

Pour prévenir le catharre d'estomac dû à cette dose énorme de créosote, Thomalla fit prendre, trois fois par jour, quinze gouttes d'extrait de quinine.

Le malade s'améliorait à vue d'œil, il conserva toujours bon appétit et continua à se bien nourrir, vivant au grand air.

Le 9 mars, on opéra ses fistules; l'une d'elles se ferma, les deux autres restèrent ouvertes.

Le 3 juin, on constata une diminution des tubercules choroïdien avec un commencement de pigmentation.

Le malade fut alors envoyé au bord de la mer Baltique. On lui avait interdit tout travail intellectuel, toute fatigue et prescrit une diète modérée. Il passa trois mois au bord de la mer et en revint très fortifié ; il s'était souvent baigné. Les douleurs de tête avaient complètement disparu ; le bourdonnement d'oreilles revenait de temps en temps ; les fistules s'étaient ouvertes de nouveau.

Le 21 octobre, apparut, à trois centimètres environ au-dessus des fistules, une zone rouge, légèrement fluctuante.

L'incision permit de découvrir, tout près de l'os, un foyer de suppuration et sur l'os même un point de carie. On pratiqua un curettage de l'os ; la plaie se ferma en moins d'une semaine. Les fistules, dès lors, ne donnèrent plus de suppuration ; elles se fermèrent tout de suite, sauf l'une d'elles qui persista jusqu'en janvier 1902; à cette époque, la guérison était complètement terminée : le malade put reprendre son travail, se mettre en colère ou boire, sans réveiller le moindre mal de tête.

Le 13 janvier, les tubercules choroïdiens avaient disparu complètement.

Discussion. — Dans cette observation l'auteur s'est donc trouvé en présence d'un sujet à antécédents héréditaires bacillaires très chargés (père et mère morts de tuberculose), ayant présenté dans son enfance des accidents de scrofule, encore porteur au moment de la maladie de fistules à l'anus, chez qui se déclare brusquement un syndrome méningé. Dans ces conditions tout clinicien peut logiquement songer à porter un diagnostic de processus méningé tuberculeux, et, quand ce médecin a d'autre part deux examens successifs d'oculiste attestant la présence de tubercules au niveau de la choroïde, on comprend que, si son malade guérit, il puisse, malgré l'opinion classique, continuer à croire à la nature tuberculeuse du processus méningé observé.

Nous pensons donc qu'on peut admettre la nature tuberculeuse du processus méningé, fort de l'appui de l'examen ophtalmoscopique ; mais un point nous a frappé dans cette observation : la maladie qui avait débuté le 23 février présentait dès le 27 une rémission telle que le malade pouvait sortir accompagné par Thomalla et aller chez un oculiste. Cette rémission si rapide permet difficilement de croire à un processus de méningite tuberculeuse diffuse ; on est plus porté à admettre qu'il y a eu là une réaction méningée, peut-être sous la dépendance d'une tuberculose méningée latente. Nous croyons que c'est dans ces conditions qu'on peut voir de nouveaux accidents méningés se produire ; le malade de Thomalla était guéri depuis plus d'un an quand l'auteur a publié son observation ; mais nous ne devons pas oublier que dans le cas avec autopsie de Rilliet, que nous avons rapporté plus haut, on avait eu une disparition complète des symptômes pendant cinqans et demi.

Les documents que nous avons mis en œuvre dans ce chapitre sont déjà assez anciens, à l'exception toutefois de l'observation de Thomalla. Aussi nous a-t-il paru intéressant de réunir ici l'opinion de quelques auteurs classiques sur la question de la curabilité des processus méningés tuberculeux.

« La méningite tuberculeuse est une maladie incurable, dit Marfan[42] dans le *Traité des maladies des enfants*... On a cherché à atténuer la rigueur de cette loi, en citant quelques faits de longue rémission, voire même de guérison. Si on fait la part des erreurs de diagnostic qui ont été l'origine de ces assertions, il ne reste plus que quelques cas qui permettent de croire à un arrêt temporaire du processus ; il s'agit de malades ayant présenté des symptômes méningitiques nettement marqués et chez lesquels l'autopsie, pratiquée quelques mois ou quelques années après la guérison apparente (cinq ans dans le cas de Rilliet), démontra l'existence de lésions tuberculeuses anciennes des méninges. Dans certains cas, l'apparence de guérison correspond seulement à une rémission plus ou moins longue ; la convalescence s'établit, puis, après quelques semaines ou quelques mois, les accidents reparaissent et emportent le malade. Ailleurs il s'agit, non pas de véritable méningite, mais de lésions bacillaires plus ou moins limitées qu'une poche calcifiée tend à isoler du reste de l'encéphale. Alors les accidents aigus disparaissent, mais il reste d'ordinaire de l'idiotie, de l'imbécillité ou de l'épilepsie. »

Dans le *Manuel ds médecine*, Dupré[20] donne une appréciation à peu près identique : « Lorsque s'améliore et disparaît, dit-il, un syndrome qu'on avait attribué à la méningite tuberculeuse, il faut admettre qu'on s'est trompé sur la nature de la maladie... Une seule exception est à réserver pour les cas où le processus morbide aboutit aux lésions de la méningite chronique et aux symptômes de l'idiotie. Cette éventualité, tout à fait rare, démontre que, lorsqu'elle ne tue pas le malade, la méningite compromet pour toujours l'évolution et le fonctionnement de l'encéphale. »

C'est à peu près la même opinion que nous retrouverons dans le *Traité de médecine* sous la plume de Guinon : « Les observations de guérison de méningite tuberculeuse prêtent largement le flanc à la critique ; nous ne pouvons leur accorder grande créance. Cependant ces réflexions ne s'appliquent qu'à la méningite tuberculeuse généralisée commune, car il existe quelques cas authentiques de guérison se rapportant à la méningite tuberculeuse circonscrite et localisée. Telles sont, par exemple, les observations de Rilliet et de Cadet de Gassicourt.

Voici enfin l'opinion de Hutinel [31] dans le *Traité de médecine et de thérapeutique* : « Le diagnostic de méningite tuberculeuse est un véritable arrêt de mort. On a cité des exemples de guérison. Il s'agissait alors, soit de méningites hystériques, soit de méningites syphilitiques guéries par l'iodure de potassium, soit de méningites aiguës simples, regardées à tort comme tuberculeuses, soit de tubercules cérébraux. »

A la suite de cette appréciation générale, l'auteur rapporte deux faits personnels très intéressants : « J'ai vu une malade soignée en 1874, à l'âge de onze ans, par H. Roger, pour une méningite tuberculeuse dont elle avait conservé une hémiplégie incomplète, des troubles oculaires et intellectuels, mourir en 1895 de méningite tuberculeuse. Il s'agissait problablement dans ce cas d'un tubercule cérébral.

» J'ai observé il y a deux ans, avec le docteur Chaillou, le fait suivant : un enfant de six ans et demi, dont le frère aîné avait succombé deux ans auparavant à une méningite tuberculeuse, dont le second frère avait eu, l'année précédente, une pleurésie séro-fibrineuse, présenta d'abord des troubles digestifs, des douleurs de ventre, de l'ascite et tous les signes d'une péritonite tuberculeuse. Six semaines après, apparurent les symptômes classiques de la méningite tuberculeuse : céphalalgie, vomissements, photophobie, strabisme, inégalité pupillaire, raideur de la nuque, exagération des réflexes, décubitus en chien de fusil, irrégularités du pouls.

» Le diagnostic semblait certain ; l'enfant guérit cependant, mais il présenta pendant des mois des troubles de la parole et il garda une atrophie des nerfs optiques presque complète à droite, plus légère à gauche.

» Ces faits, dont l'interprétation est singulièrement difficile, doivent être enregistrés ; mais ils ne suffisent pas pour modifier la sévérité du pronostic. »

Bien que dans notre travail nous nous soyons imposé de ne pas tenir compte des observations de méningites tuberculeuses guéries, dont le diagnostic a été porté uniquement d'après les signes cliniques, nous avons tenu à citer cette observation d'un maître en pédiâtrie, car il nous semble qu'elle montre bien l'état actuel de la question : un éminent clinicien se trouve en présence d'un tableau complet de méningite tuberculeuse, ce tableau apparaît chez un sujet à antécédents tuberculeux chargés, et, quand le malade guérit contre toute attente, il hésite à maintenir son diagnostic, tant est solidement établie l'opinion classique qu'une méningite tuberculeuse ne saurait guérir.

Ces quelques considérations nous montrent un point important : le médecin qui veut chercher à éclaircir cette question de la curabilité des processus méningés tuberculeux doit faire une étude clinique très soignée de ses malades sans doute ; mais il doit surtout, en présence des hésitations des plus grands cliniciens, recourir aux recherches de laboratoire, utiliser les nombreux procédés d'investigation éclos ces dernières années pour l'étude diagnostique de la tuberculose d'une part, des méningites de l'autre ; il ne faut pas qu'il hésite à recourir à la ponction lombaire, première étape obligée de procédés de laboratoire de très grande valeur.

CHAPITRE IV

OBSERVATIONS DE GUÉRISON DE PROCESSUS MÉNINGÉS TUBERCULEUX DIAGNOSTIQUÉS PAR LA PONCTION LOMBAIRE

I. Guérison après constatation de bacilles de Koch dans le liquide céphalorachidien. Quatre observations : Freyhan, Henkel, Barth, Gross. Discussion.
II. Guérison après constatation d'une lymphocytose du liquide céphalo-rachidien et d'une séro-réaction d'Arloing. Quatre observations : Rocaz et Cruchet, Sepet. Deux observations du service de M. le professeur Carrieu. Discussion.
III. Conclusion des chapitres III et IV. Guérison temporaire ou définitive. Processus tuberculeux méningés diffus ou localisés.

Il résulte de notre chapitre de diagnostic que la ponction lombaire fournit plusieurs moyens d'investigation pour établir avec certitude le diagnostic de processus méningé tuberculeux. La mise en œuvre de ces diverses méthodes, se contrôlant mutuellement, permettra à l'avenir de poser ce diagnostic avec une assurance telle que, si la guérison survient, la curabilité des processus méningés tuberculeux sera surabondamment prouvée. Mais ces méthodes sont de date toute récente et l'observation idéale avec contrôle de laboratoire multiple, hâtons-nous de le dire, n'existe pas.

On trouve dans la science six observations pour lesquelles la ponction lombaire a permis d'affirmer le processus méningé tuberculeux. Ces observations se divisent en deux groupes : un premier groupe est constitué par quatre observations allemandes de Freyhan [21] (1894), de Henkel [28] (1900), de Barth [7] (mai 1902), de Gross[24] (août 1902), pour lesquelles la confirmation du diagnostic repose sur la constatation de bacilles de Koch dans le liquide céphalo-rachidien. Dans le second groupe nous réunirons deux observations françaises, l'une de Rocaz et Cruchet[14], l'autre de Sepet[54], publiées en 1902 ; dans ces deux observations la confirmation du diagnostic est due à la constatation chez le même malade d'une lymphocytose dans le liquide céphalo-rachidien et d'une séro-réaction tuberculeuse d'Arloing et Courmont, positive. Les deux cas que nous avons observés se rattachent à ce dernier groupe.

I. Observations avec constatation de bacilles de Koch dans le liquide céphalo-rachidien

La première observation de guérison après constatation de bacilles de Koch dans le liquide céphalo-rachidien est celle prise par Freyhan dans le service du professeur Fürbringer, en 1894 ; la traduction en fut faite pour la première fois par Sabrazès et Binaud[52], qui la firent connaître en France en 1897.

Observation V

(IN-EXTENSO)

(FREYHAN, *Deutsche medic. Wochenschrift*, 1894)

Le 27 janvier 1894, Richard Albrecht, ouvrier, âgé de vingt ans, arrive à l'hôpital dans un état très grave.

Pas d'antécédents héréditaires. Membre éloigné de la famille, mort tuberculeux. Lui-même a été toujours bien portant : ni scrofule, ni affection thoracique.

Il y a trois jours, il tombe subitement malade avec frisson et fièvre. Tiraillements dans les membres et douleur très intense dans la région du front et de l'occiput.

Cette céphalalgie est très forte durant le jour et la nuit ; insomnie, agitation ; le sujet n'a pu être maintenu dans le lit qu'à grand'peine. Pas de convulsions.

Etat actuel. — Malade de grande taille, maigre, bonne apparence de santé ; il parle difficilement ; très agité, change de position sur le côté, le ventre ou le dos, rejette la couverture au loin et se plaint de céphalalgie très forte de temps en temps. Parfois celle-ci est tellement sérieuse que le malade pousse des cris, grince des dents et enfonce la tête dans l'oreiller. Quelques heures après, sous l'influence de la morphine, il se calme et on peut l'examiner à fond.

Température, 37°,4. Pouls moyen, fréquent, intermittent ; à l'arrivée du malade : 72 pulsations ; deux heures après : 116 ; plus tard : 96. Respiration gênée : 28 par minute ; extrémités cyanosées ainsi que le pavillon de l'oreille et le bout du nez. La langue humide est un peu chargée. Pas d'œdème ni d'exanthème.

A la percussion, le thorax laisse entendre un son normal ; respiration vésiculaire un peu rude.

Le cœur est dans sa situation ordinaire : battements fréquents, bruits normaux, mais faibles ; la pointe est perceptible au niveau du 5e espace intercostal. Le ventre est tendu et douloureux à la pression. Le foie et la rate ont leurs limites normales. Les urines sont rares. Constipation. La tête est en opisthotonos, la colonne vertébrale raide et douloureuse. Le malade ne peut être assis qu'avec grande difficulté. Les muscles de la nuque et de la colonne cervicale sont enraidis, les mouvements passifs très douloureux, les apophyses épineuses très sensibles à la pression. Le territoire des nerfs crâniens est le siège de phénomènes de sensibilité : on perçoit du tremblement et des tressaillements dans les muscles innervés par le nerf facial. Les pupilles sont très dilatées, réagissent mal à la lumière ; l'examen à l'ophtalmoscope révèle une névrite bilatérale des nerfs optiques. Les papilles sont hyperémiées, très rouges, leurs bords sont mal délimités. A l'examen direct, on constate une inflammation légère du nerf optique avec une striation anormale ; les veines sont volumineuses, les artères normales ; pas d'hémorragies ni de taches blanches, pas de tubercules choroïdiens.

Les nerfs périphériques sont aussi atteints d'inflammation ; dans le territoire des nerfs moteurs, se produisent des contractures et des raideurs des extrémités avec secousses incoordonnées des différents groupes musculaires.

Dans les régions sensitives existe une hyperesthésie anormale de tout l'épiderme qui, dans les premiers jours, est d'une telle intensité que le moindre attouchement provoque une réaction de défense. Dans aucun système, jamais de paralysie. Réflexes cutanés très vifs. Les réflexes de l'abdomen, crémastérien et patellaire, sont exagérés ; pas de trépidation épileptoïde. Les réflexes vésicaux et rectaux sont normaux.

Les jours suivants le tableau change : l'excitation disparaît pour faire place à de la paralysie ; l'hyperesthésie disparaît, le malade devient comateux et reste apathique pendant toute la journée ; impossibilité pour lui d'uriner, ce qui nécessite le cathétérisme. La température, qui varie de 38° à 39°, présente des rémissions notables; interrompues par des ascensions irrégulières. Vomissements répétés. Éruption d'herpès autour des commissures labiales et des ailes du nez, ce qui, avec l'ensemble des phénomènes précédents et l'absence d'hérédité tuberculeuse, permet de penser à une méningite cérébro-spinale épidémique qui justement sévissait dans le voisinage.

Le 6 février, le professeur Fürbringer fait la ponction lombaire à la hauteur de la 2me lombaire. Il retire 60 c. cub. d'un liquide trouble, séreux, coulant en jet. L'examen chimique donne 3 grammes d'albumine (Esbach), pas de sucre ni d'autres produits pathologiques. Au microscope, on voit dans le sédiment des globules de pus très rouges et des *bacilles tuberculeux* en grand nombre et en chapelets dont l'existence fut confirmée par plusieurs préparations de contrôle.

Aucun doute n'était plus possible puisque, huit jours après, une nouvelle ponction suivie d'examen bactériologique confirmait les résultats du premier. En trouvant ces bacilles on porta un pronostic fatal et on prévint l'entourage. Ce pronostic fut erroné. Déjà, dès la première ponction, une amélioration se prononçait et s'accentuait : L'intelligence revint, la fièvre tomba, la céphalalgie disparut, de même que la rigidité des extrémités et la raideur de la colonne vertébrale. Le malade entra en convalescence. Trois semaines après la chute complète de la température il se leva. Les membres conservèrent une certaine raideur pendant quelques mois, au bout desquels elle céda peu à peu. La névrite optique persista longtemps (elle existait encore le 23 avril). Jusqu'à aujourd'hui l'état du malade, revu plusieurs fois, s'est conservé excellent.

Discussion. — Au point de vue clinique, ce cas a moins l'allure d'une méningite tuberculeuse que d'une méningite cérébro-spinale, c'est du reste le diagnostic qui avait été porté par le professeur Fürbringer; ce diagnostic ne fut redressé que par la ponction lombaire révélant la présence de bacilles de Koch.

L'observation de Freyhan a été discutée par Lichtheim [37], dans un article sur le diagnostic de la méningite paru dans le *Muenchen medic. Wochenschrift*, en 1899.

Lichtheim fait observer qu'il a été assez étonné du grand nombre de bacilles tuberculeux trouvé par Freyhan dans les préparations : en général les bacilles de Koch y sont très rares; il relève en second lieu ce fait que le liquide céphalo-rachidien était très trouble, alors que d'ordinaire il est clair dans la méningite tuberculeuse; il reconnaît cependant avoir déjà constaté un pareil phénomène; il s'étonne surtout qu'avec un liquide céphalo-rachidien si riche en bacilles de Koch la guérison soit survenue. Cependant Lichtheim admet le diagnostic affirmé par l'examen de Freyhan et se borne à regretter que des recherches sur les animaux n'aient pas été faites.

Il est certain que la lecture de cette observation n'entraîne pas une conviction absolue, mais nous devons nous incliner devant un fait aussi important que la constatation de nombreux bacilles de Koch dans le liquide céphalo-rachidien et, la nature tuberculeuse du processus admise, reconnaître que Freyhan s'est trouvé en présence d'un processus méningé tuberculeux très intense, probablement dû à la méningite diffuse.

Observation VI

(Traduction PARRENIN)

(HENKEL, *Muench. med. Wochenschr.*, 1900)

X..., dix ans, entre le 18 septembre 1899 pour les accidents suivants survenus brusquement en pleine santé, il y a deux jours : fortes douleurs de tête, fièvre élevée, stupeur croissante.

Pas d'antécédents personnels ; en particulier cet enfant n'a jamais eu d'affections du nez, du cou ou des oreilles. Voici le bulletin d'entrée: « Garçon assez grand, solidement bâti ; torpeur intellectuelle depuis deux jours, ne réagit pour ainsi dire pas, quand on l'appelle. » Il n'y a pas d'exanthème, un peu de douleur à la nuque, des douleurs dans toute la colonne vertébrale. Hyperesthésie des extrémités inférieures. Réflexe patellaire complètement aboli des deux côtés. Les pupilles sont assez dilatées, égales, rondes, leurs réactions sont paresseuses ; à l'ophtalmoscope on constate une double névrite optique très nette. Température 40°,6. Pouls irrégulier, inégal, petit, 159. Respiration 30. D'après l'ensemble des symptômes on porte le diagnostic de méningite cérébro-spinale.

Le lendemain, on pratique une ponction lombaire qui précise le diagnostic. On retire 40 c. c. d'un liquide clair très légèrement trouble sortant à une assez forte pression et contenant de l'albumine. Vingt-quatre heures après, le dépôt, coloré par la méthode de Ziehl-Nelsen révéla la présence de *bacilles de Koch* ; ces bacilles étaient très abondants et reposaient pour la plupart à l'intérieur de leucocytes polynucléaires. On ne put déceler dans le sédiment aucun autre microorganisme, ni par la coloration, ni par la culture. Henkel ne fit pas d'inoculation au cobaye, la considérant comme superflue en présence de l'évidence du résultat microscopique. L'ensemencement sur glycérine et agar directement avec le sédiment ne donna pas de résultat, peut-être en raison de l'état intracellulaire des bacilles.

Au troisième jour de maladie se déclara une pneunomonie du lobe inférieur gauche qui envahit successivement tout le poumon gauche. Les crachats visqueux très rares contenaient une très grande quantité de microorganismes, en particulier un grand nombre de pneumocoques lancéolés, mais pas un seul bacille de Koch. Jusqu'au 26 novembre, les symptômes ne se modifièrent pas sensiblement. Les phénomènes méningés étaient un peu diminués. Tout à coup l'état s'aggrava : cyanose, pâleur du visage, stupeur complète, cris spontanés, parésie du droit externe du côté gauche.

Le jour suivant apparut un double ptosis plus prononcé à gauche qu'à droite, la pupille gauche était plus large que la droite, toutes deux réagissaient faiblement; la névrite optique était intense, les réflexes patellaires complètement abolis; la colonne vertébrale très sensible à la pression; les extrémités inférieures très sensibles également.

Le 30 septembre, vomissements. La maladie avait alors atteint son maximum et commença dès lors à décliner lentement; la sensibilité redevint normale; les réflexes patellaires réapparurent, mais par intermittence, pendant deux jours, pour disparaître ensuite. L'inégalité pupillaire était très variable, oscillant du jour au lendemain, mais toujours avec une dilatation plus marquée à gauche qu'à droite. Jusqu'au 26 septembre, la température oscilla autour de 40°; puis descendit en lysis jusqu'à 37°5, le 1er octobre, avec parfois d'assez fortes rémissions. Depuis, jusqu'au 24 novembre, la température du soir oscilla entre 37°8 et 38° et monte rarement plus haut.

La torpeur du malade resta remarquable pendant toute la durée de la maladie, même après la chute de la température ; l'enfant ne criait plus, ne se plaignait plus de ses douleurs de tête, les mouvements actifs et passifs des articulations étaient parfaitement libres ; le double ptosis et la parésie du droit externe gauche disparurent. L'inégalité pupillaire resta stationnaire ; les papilles étaient pâles, la dyschromatopsie disparut. Pas de rétrécissements du champ visuel.

Le 12 octobre, l'enfant fit les premiers pas ; sa démarche était continuellement chancelante et elle resta ainsi pendant deux semaines et demie, ce qui fit supposer l'apparition d'un tubercule solitaire dans le cervelet. Il conserva longtemps une démarche incertaine.

Pendant ce mois l'enfant présenta une congestion légère des sommets du poumon qui disparut assez rapidement. Une chute de cheveux surprenante s'installa pendant trois ou quatre semaines et commença à la nuque.

La ponction lombaire fut répétée deux fois du troisième au cinquième jour, sans résultats au point de vue de la recherche des bacilles ; en fait elle détermina une amélioration au moins subjective du petit malade. En outre l'enfant se trouva bien du calomel à la dose de 0 gr. 10 par jour pris en deux fois, de bains quotidiens à 35° d'une durée de dix minutes. En raison des douleurs de la colonne vertébrale, on fut obligé de plonger le malade dans l'eau en le tenant suspendu dans son drap de lit.

Enfin on traita le début d'inflammation suspecte des sommets par une cure d'air et par la suralimentation.

Discussion. — Au point de vue clinique nous ferons remarquer qu'en raison de l'allure symptomatique, on avait ici, comme dans l'observation de Freyhan, posé d'abord le diagnostic de méningite cérébro-spinale.

Du côté du liquide céphalo-rachidien, Henkel a observé de la *polynucléose*. Cette polynucléose, jointe à l'allure clinique, fait songer à la possibilité d'une infection associée par le bacille de Koch et un autre agent pathogène, staphylocoque, streptocoque, méningocoque, comme le fait a été noté dans l'observation III de la thèse de Ch. Vedel[59] *sur les méningites cérébro-spinales aiguës* Mais Henkel n'a pu déceler en dehors du bacille de Koch aucun autre agent microbien *ni par la coloration, ni par la culture.* Il semble donc qu'il faille mettre cette polynucléose sur le compte de l'acuité de l'infection tuberculeuse ; il faut du reste faire remarquer que la ponction lombaire a été pratiquée le *quatrième jour* après le début des accidents.

Observation VII

(Traduction PARRENIN)

(BARTH, *Muench. med. Wochenschrift*, 1902)

Maria St..., deux ans et neuf mois, jusqu'ici bien portante, sans antécédents pathologiques héréditaires, sauf un frère de la mère mort à trente-trois ans d'hémoptysie, vraisemblablement dans le cours d'une tuberculose pulmonaire, est atteinte, le 2 juin 1901, de rougeole (4 jours de lit).

Le 11 juin, elle a un accès de fièvre accompagné de vomissements, de diarrhée et de céphalalgie violente. Quelques doses de calomel, l'application de glace sur la tête, des bains, amènent en huit jours une amélioration qui n'était qu'apparente.

Le 25 juin, la fillette avait une forte fièvre (40°'5) à onze heures du matin, elle se plaignait de vives douleurs de tête surtout vers la nuque, et cherchait à éviter la lumière et le bruit. Les vomissements ne s'étaient pas reproduits depuis le début de la maladie ; la diarrhée s'était arrêtée. Pas de convulsions toniques ou cloniques, légère dilatation des pupilles, somnolence, forte contracture de la nuque, signe de Kernig très net; en revanche pas de rétraction en bateau de l'abdomen; rien du côté du poumon, du cœur et des reins.

Pas d'augmentation du volume de la rate. Le nez, la gorge et les oreilles sont sains ; rien dans le système lymphatique, rien du côté des os, des articulations et de la peau. Pas d'albumine dans les urines, pas de sucre, diazo-réaction négative. Barth porte le diagnostic de méningite et prescrit de l'iodure de potassium à l'intérieur, de la glace sur la tête et sur la nuque, des bains avec affusions froides sur la tête et sur la nuque. La fièvre du *type inverse* (exacerbation matutinale, rémission vespérale) n'a pas d'évolution caractéristique. Les douleurs de tête qui apparaissent dans la nuit et le matin deviennent plus vives, privent l'enfant de sommeil et réclament d'urgence la prescription d'opium et de bromure de sodium à prendre le soir. La quinine ne produisit pas d'amélioration. Pouls ralenti, respiration de Cheyne-Stokes, convulsions toniques dans les bras et dans les jambes, opisthotonos, torpeur intellectuelle de plus en plus marquée ;

incontinence d'urine et de matières fécales. Une ponction lombaire révéla la présence de bacilles de Koch dans les sédiments du liquide céphalo-rachidien, mais ne produisit pas d'amélioration notable des douleurs et des convulsions.

En dernière ressource, Barth eut recours à la saignée pendant huit jours (huit sangsues aux apophyses mastoïdes des deux côtés). A partir du 15 juillet, la température tomba à 38° et ne remonta plus jamais, les accès de fièvre disparurent. On fit alors à l'enfant des injections d'huile camphrée et on lui donna du lait, du bouillon et un peu de vin que l'on suspendit quand les forces revinrent. A la place des bains et des affusions froides, on fit des enveloppements humides et chauds, des frictions sur la tête et sur la nuque avec de la vaseline iodoformée, plus tard dans le dos des frictions savonneuses et graisseuses de Kapesser-Kollmann et enfin des frictions (une vingtaine environ) aux quatre extrémités avec l'onguent colloïdal Crédé que Daxemberger a employé avec succès dans trois cas de méningites ; l'iodure de potassium fut continué à l'intérieur ; un traitement approprié évita un muguet qui menaçait d'entraver la nutrition.

Cependant l'enfant n'était pas guérie ; elle resta longtemps presque inconsciente, sans voir ni entendre. Les pupilles dilatées réagissaient à peine : les membres inférieurs étaient très faibles ; elle ne pouvait rester debout. Les réflexes patellaires se rétablirent, les jambes étaient constamment repliées et relevées, les bras et la tête étaient animés de mouvements de défense ou choréiques permanents, les mains de mouvements de grattage, la tête et le dos de mouvements de frottement. Dans l'hypothèse d'une irritation prurigineuse, l'iodure de potassium fut supprimé et on appliqua plus tard sans succès des lotions d'alcool de menthe ; enfin on lui fit prendre de l'arséniate de potasse et de l'iodothyrine.

La malade n'entra en convalescence qu'à la mi septembre ; et peu à peu elle put entendre, parler, voir enfin beaucoup plus tard ; elle recommença bientôt à s'asseoir, à se lever et à marcher. L'incontinence d'urine disparut la dernière. Entre temps, pendant les mois de novembre et de décembre, on lui fit environ vingt injections de strychnine.

A la fin de l'année la guérison pouvait être regardée comme terminée.

Discussion. — Cette observation ne saurait prêter à grande discussion. La fillette qui en fait l'objet a présenté un syndrome méningé que l'on peut cliniquement rapporter à un processus tuberculeux ; ce diagnostic de nature semble même trouver une confirmation dans le *type inverse* de la fièvre. L'administration d'iodure pourrait porter à songer à la guérison d'un processus méningé syphilitique, mais la présence de bacilles de Koch dans le liquide céphalo-rachidien vient lever tous les doutes.

Observation VIII

(IN-EXTENSO)

(GROSS, *Berlin. klin. Wochenschrift*, 1902)

X..., domestique, dix-sept ans. Entré à l'hôpital le 18 septembre 1901, se plaignant d'être malade depuis deux jours. Début brusque avec céphalalgie très intense. Les douleurs ont cédé le soir du premier jour pour réapparaître avec plus d'intensité le lendemain matin, surtout à la nuque. Vomissements bilieux. Depuis deux jours le sujet se sent très mal, sans appétit ; il est constipé.

L'examen de ce jeune homme vigoureux conduit à un diagnostic ferme de méningite : il y a de la raideur très intense de toute la colonne vertébrale jusqu'à la nuque ; la température varie de 38° à 40°. Le pouls est relativement ralenti, tout à fait dicrote ; l'abdomen est rétracté en bateau. La peau témoigne d'une réaction vaso-motrice très intense : photophobie et céphalalgie très nette localisée tantôt au front, tantôt à l'occiput. Les autres organes ne présentent rien de particulier. Urine normale, pas de diazo-réaction, pas de troubles nerveux graves ; les pupilles dilatées réagissent bien. Dans la région papillaire existe de l'hyperhémie. L'intellect est presque normal. Le réflexe patellaire est inconstant et très faible, la sensibilité un peu altérée.

L'étiologie restait obscure : au niveau du pariétal gauche on découvre une croûte cicatricielle du volume d'une noisette, sans réaction inflammatoire. En interrogeant le malade, il raconte que le 11 septembre, c'est-à-dire cinq jours avant le début de la maladie, un camarade lui a asséné un coup de bouteille de bière, d'où contusion ; il n'a pas perdu connaissance, mais a ressenti une grande douleur et des bourdonnements dans la tête pendant deux heures, puis a repris son travail. Nous avons hésité alors comme diagnostic entre une méningite séreuse, une méningite épidémique et une méningite tuberculeuse. Le troisième jour de la maladie, au soir, ponction lombaire. Le liquide sort avec une pression de 250-270 mm., oscillant avec les mouvements du pouls et de la respiration. Le liquide est trouble et contient un gramme d'albumine (Esbach) ; à la température du corps, douze heures après, le liquide devient clair avec un dépôt filamenteux. Sous le microscope, on trouve dans ce dépôt des leucocytes polynucléaires (préparation de carbo-fuchsine et bleu de méthylène) ; pas de microorganisme. La plus grande partie des filaments a été colorée d'après le procédé de Gabett pour la recherche du bacille tuberculeux. Dans une préparation, après un minutieux examen, on trouve en tout *quelques bacilles* entre les leucocytes. D'autres ponctions lombaires ont été faites le huitième et le dixième jours de la maladie, ainsi qu'une ponction durale le sixième jour, interventions réclamées par le sujet lui-même à cause du soulagement qu'elles lui procuraient. Dans le liquide des deux dernières ponctions on n'a pu révéler l'existence de bacilles tuberculeux malgré la culture faite sur l'agar ; Heyden-agar et sur le sérum de Löffler, et malgré les inoculations. L'absence de mononucléaires dans les filaments nous paraît tenir à la marche aiguë de l'affection. La dernière ponction détermina une chute de température. Le quatorzième jour, nouvelle et dernière ascension thermique à 40°. Dès lors la température oscilla autour de 37°. Le malade se rétablit rapidement, mais à la sortie les poumons présentaient des signes indiscutables de tuberculose du sommet ; cependant, dans l'expectoration visqueuse il n'y avait pas de bacilles.

Discussion. — Dans cette observation nous notons un début brusque, une fièvre intense, un tableau méningé au complet : le diagnostic clinique pouvait donc être méningite cérébro-spinale bactérienne ; l'existence d'un traumatisme crânien cinq jours avant le début pouvait être donné comme argument en faveur de ce diagnostic. Et cependant une minutieuse recherche dans les filaments du dépôt du liquide céphalo-rachidien, filaments colorés par le procédé de Gabett, révèle 2 ou 3 *bacilles de Koch.* L'examen de ce dépôt fait constater en outre de la *polynucléose.* Cette contradiction apparente entre la cytologie et la bactériologie devait inciter à rechercher dansle liquide céphalo-rachidien d'autres agents microbiens, mais Gross n'a pu en déceler et force est bien de rapporter la méningite au seul agent microbien qu'on ait pu constater, au bacille de Koch. Au reste la *polynucléose* dans un processus tuberculeux trouve une explication suffisante dans ce fait quela ponction lombaire a été pratiquée au *troisième jour* de lamaladie. L'absence même de tout microorganisme dans une seconde et une troisième ponctions vient encore plaider en faveur de la nature tuberculeuse du processus. L'auteur dit avoir pratiqué des inoculations sans résultat ; cette consta-tation va à l'encontre des faits observés par Bezançon etGriffon ; mais nous n'avons aucun renseignement sur la technique employée par l'auteur.

II. Observations avec lymphocytose du liquide céphalo-rachidien et séro-réaction tuberculeuse

Nous avons pu recueillir, avec ce criterium de laboratoire, deux observations qui sont du reste résumées dans la thèse de Parrenin. La première observation est celle que Rocaz avait communiquée au Congrès de Pédiâtrie de Nantes, en 1901, sous le titre : « Méningite terbuculeuse probable. Guérison apparente. Variations de la formule cytologique du liquide céphalo-rachidien. » La guérison apparente durait depuis près d'un an ; l'allure clinique justifiait suffisamment le diagnostic ; ce diagnostic pouvait s'appuyer sur deux preuves positives de laboratoire : lymphocytose du liquide céphalo-rachidien et séro-réaction d'Arloing et Courmont ; Rocaz était donc en droit de communiquer ce cas comme une guérison apparente. Cette guérison se maintint encore pendant un an de plus, et c'est seulement *vingt-deux mois* après la première atteinte que l'enfant fut ramené à l'hôpital pour des accidents méningés. L'enfant succombe à ce processus après deux mois de maladie avec rémission. Pendant cette seconde évolution on peut maintenir le diagnostic de Rocaz grâce à une nouvelle constatation de la lymphocytose et d'une séro-réaction tuberculeuse, et, en plus, grâce au résultat positif de l'épreuve du vésicatoire. Une issue fatale vient permettre d'apporter une confirmation anatomique en révélant une méningite tuberculeuse de la base. Voici d'ailleurs un résumé de cette observation :

Observation IX

(Résumée)

(Cruchet, *Revue neurologique,* 1902)

Garçon de huit ans, entré en octobre 1900 dans le service du professeur Moussous, avec tous les signes d'une méningite tuberculeuse : torpeur constante, attitude en chien de fusil, photophobie, céphalalgie avec cris hydrencéphaliques, vomissements, constipation, irrégularité du pouls, hyperesthésie généralisée ; si l'on considère que le père était mort tuberculeux et que l'enfant, de santé frêle, avait toujours été sujet à des bronchites répétées ; si l'on ajoute que le sommet du poumon droit était plus que suspect, que le séro-diagnostic tuberculeux pratiqué à cette époque fut positif, qu'enfin l'examen du liquide céphalo-rachidien démontra la présence d'une lymphocytose intense, il semblait bien difficile de ne pas conclure à une méningite tuberculeuse.

Les phénomènes méningitiques s'atténuèrent progressivement et au bout de quatre ou cinq semaines ils avaient complètement disparu y compris la lymphocytose. L'état général était excellent et la guérison paraissait complète. En septembre 1901, près d'un an après l'entrée du malade à l'hôpital, l'état de santé parfaite était demeuré persistant ; M. Rocaz envisagea avec raison la possibilité d'une guérison et rapporta tout au long au Congrès de Nantes de 1902 cette intéressante observation sous le titre : « Méningite tuberculeuse probable. Guérison apparente. Variations de la formule cytologique du liquide céphalo-rachidien. »

Un an de plus s'écoula, durant lequel l'enfant n'eut aucune rechute et continua à se bien porter; ce n'est que dans les premiers jours d'août 1902, soit vingt-deux mois pleins après sa première atteinte, qu'il était ramené à l'hôpital avec des signes absolument comparables à ceux de 1900, quoique plus atténués.

Céphalalgie, vomissements, constipation. Pas de raideur de la nuque. Le signe de Kernig a constamment manqué. Pupilles légèrement paresseuses, égales ; ni mydriase, ni myosis.

Du côté de la langue, on note une déviation du côté droit avec hémiatrophie linguale de ce côté. La sensibilité linguale est conservée, au moins dans le territoire du nerf lingual.

Du côté de l'appareil respiratoire on note : à droite en avant, submatité, affaiblissement du murmure vésiculaire, rudesse respiratoire, expiration prolongée ; en arrière on trouve, comme en 1900, un souffle d'adénopathie trachéo-bronchique dans la région hilaire, avec quelques frottements sans râle ; mais en plus, sur toute la hauteur pulmonaire, de l'épine de l'omoplate en bas, on note aujourd'hui une diminution nette de la sonorité et des vibrations, avec assourdissement et âpreté du bruit respiratoire; pas de frottements ni de râles. A gauche le sommet paraît intact, mais à mesure qu'on s'en éloigne, on rencontre une zone submate à la hauteur des 3e, 4e et 5e côtes avec frottements et respiration rude, soufflante. Ces phénomènes sont surtout nets dans les premiers jours qui suivent l'hospitalisation : on remarque alors (du 9 au 16 août) une petite élévation de température qui oscille entre 37°,6 et 38°.

État général satisfaisant. Pas d'amaigrissement bien caractérisé. Intelligence conservée, quoique lente. Température en moyenne sensiblement normale.

Une nuit, l'enfant, au dire de la veilleuse, aurait eu des convulsions et divagué deux ou trois heures consécutives; mais le lendemain, à la visite, il n'y paraissait plus.

Une ponction lombaire, faite à cette époque, ramène un liquide citrin ne renfermant que des lymphocytes ; pas de polynucléaires. L'épreuve à l'iodure de potassium demeura négative : on ne constate pas le passage de l'iode dans le liquide céphalo-rachidien, malgré sa présence dans la salive et les urines. Enfin l'examen du liquide d'un vésicatoire posé quelques heures auparavant indique l'absence complète d'éosinophiles.

A partir du 17 août, l'enfant présente un zona thoracique gauche. Au bout d'une semaine environ, à mesure que l'éruption zostérienne s'efface, les signes méningés rétrocèdent peu à peu et, à la fin septembre, tout paraît rentré dans l'ordre. Le malade semble miraculeusement guéri : cette fois-ci cependant il conserve sa déviation de la langue.

Le 1er octobre, Édouard C... présente de nouveau une céphalalgie légère, quelques vomissements, mais pas de constipation.

Le 2 et le 3, rien de nouveau ; les vomissements sont moins fréquents. Pas de fièvre. Pas la moindre paralysie de la face ou des membres. La déviation de la langue n'est pas augmentée. Intelligence et organes des sens intacts.

Vers une heure de l'après-midi, la sœur de service note que le malade parle et crie avec plus de force que jamais. Vers cinq heures, l'enfant pousse soudain trois ou quatre grands cris, suivis presque aussitôt de perte de connaissance et d'asphyxie. La figure devient brusquement rouge pourpre ; les yeux sont injectés de sang, la bouche est grande ouverte, sans bave ni aucun mouvement du corps; la respiration est complètement arrêtée, le pouls imperceptible. Après deux minutes de vigoureuses frictions à l'éther, sur tout le corps, l'enfant revient à lui.

Mais, une heure et demie plus tard, les accidents reparaissent et malgré les tractions rythmées de la langue avec manœuvre de Sylvester, pratiquée par les internes de garde, l'enfant succombe.

L'*autopsie* pratiquée vingt et une heures après la mort a permis de constater les faits suivants :

Adhérences du poumon droit au niveau de la base, adhérences du poumon gauche sur toute la hauteur. Au niveau du hile présence de cinq à six ganglions congestionnés, volumineux.

L'encéphale = 1310 grammes. Les méninges qui le recouvrent présentent une forte congestion. Elles ne paraissent pas plus épaissies qu'à l'état normal, surtout en ce qui concerne la face convexe : pas de nodules tuberculeux. Par contre, au niveau de la base, on trouve un véritable semis de grains de mil siégeant principalement à la périphérie du bulbe et qui remonte en diminuant progressivement sur la face antérieure de la protubérance, pour se perdre dans les espaces perforés postérieurs.

Ces nodules, durs sous le doigt, sont accolés en groupes serrés le long des artères vertébrales, du tronc basilaire et des cérébrales postérieures ainsi que des diverses branches de ces différentes artères ; ils ont étroitement englobés, surtout à droite, tous les troncs nerveux péribulbaires, en particulier le grand hypoglosse, ainsi que le pneumogastrique, le glosso-pharyngien, l'acoustique et le facial.

Les parois des artères susnommées sont très épaissies et cet épaississement augmente à mesure qu'on s'approche de la bifurcation du tronc basilaire en cérébrales postérieures ; à ce niveau la lumière artérielle est presque complètement oblitérée : on aperçoit à peine, au milieu d'une masse fibreuse criant sous le scalpel, deux orifices imperceptibles.

L'examen des hémisphères cérébraux, du cervelet, de la protubérance ne nous a rien indiqué de suspect malgré de nombreuses coupes ; il en a été de même du bulbe, dont les divers noyaux, vus sur des étages différents, nous ont paru absolument sains, en particulier les noyaux d'origine du grand hypoglosse droit.

Discussion. — On pourrait s'étonner de voir rapporter comme processus méningé tuberculeux guéri un cas qui s'est terminé par la mort. Mais nous ferons remarquer que le malade de Rocaz est resté pendant vingt-deux mois sans accidents, qu'il était donc pendant tout ce laps de temps *cli-*

niquement guéri : ce sont là des conditions dans lesquelles nous employons journellement le terme de guérison, surtout en matière de tuberculose. Nous considérons parfaitement comme guérie une tumeur blanche terminée par ankylose, bien qu'il puisse rester dans le foyer quelques tubercules en état de subactivité qui pourront longtemps plus tard se réveiller pour donner une nouvelle poussée.

Aussi tenions-nous à rapporter ici cette observation, car le rapprochement de ses deux parties recueillies l'une par Rocaz, l'autre par Cruchet, ne manque pas d'intérêt. A Rocaz on pouvait objecter que les preuves de laboratoire (lymphocytose et séro-réaction tuberculeuse) étaient insuffisantes, quelle que fût l'allure caractéristique de l'évolution clinique ; l'observation ultérieure publiée par Cruchet est venue corroborer ce diagnostic et répondre à l'objection.

Nous tenons à bien signaler ce point, parce que c'est sur les mêmes preuves de laboratoire que reposent les deux cas observés par nous, mais avant de les exposer nous devons rapporter ici une observation de Sepet publiée l'an passé dans la *Médecine moderne.*

Observation X

(IN-EXTENSO)

(SEPET, *Médecine moderne*, 1902)

Il s'agit d'un enfant de six ans et demi, L... Pierre, né à Marseille, et dont les antécédents sont très chargés. Son père est un alcoolique invétéré ayant présenté jadis des accidents d'impaludisme. Sa mère a eu trois enfants ; le premier est actuellement âgé de douze ans ; après avoir été atteint de toutes les infections de l'enfance (coqueluche, rougeole, bronchite grippale), il jouit maintenant d'une excellente santé ; le deuxième, une fillette, a succombé à l'âge de sept ans à la suite d'une bronchite chronique consécutive à une rougeole; cette bronchite eut une évolution très lente et la mort n'arriva que six mois après le début des premiers accidents.

La mère n'avait jamais été malade jusqu'à son troisième et dernier accouchement; la venue de notre petit malade coïncida avec la mort de sa sœur, et, à la suite de la grossesse, du surmenage causé par les soins qu'elle dut donner à sa petite malade, qui problablement la contamina, la mère, qui allaitait son troisième enfant (le sujet de notre observation), fut obligée de s'aliter, eut une hémoptysie, de la fièvre, des sueurs nocturnes et maigrit beaucoup.

Un médecin appelé à cette époque diagnostiqua un début de tuberculose et fit suspendre l'allaitement maternel.

Cette femme, après avoir présenté des alternatives d'amélioration et d'aggravation, est actuellement atteinte d'une tuberculose fibrocaséeuse à évolution très lente : tuberculose affirmée par l'auscultation et l'examen bactériologique.

Notre malade eut à l'âge de six mois une gastro-entérite déterminée par l'usage du lait non stérilisé ; à trois ans une rougeole à la suite de laquelle apparurent les stigmates du rachitisme (extrémités augmentées de volume, cambrure des membres inférieurs) qui cédèrent grâce à un traitement surtout hygiénique ; à quatre ans, légère angine blanche qui fut sérothérapisée, mais dont l'examen ultérieur démontra la nature staphylococcique. Cet enfant commença de nouveau à être indisposé à la fin du mois d'avril ; un soir il se plaignit de la tête et vomit son dîner; puis il devint triste, cessa de jouer, perdit l'appétit, eut encore un ou deux vomissements après le repas, un peu de fièvre vers le soir, et, après avoir traîné une semaine, s'alita.

2 mai. — Nous trouvons cet enfant au lit depuis deux jours, couché en chien de fusil dans le décubitus latéral gauche, dans un état demi-comateux ; il ne répond que difficilement aux questions, il faut le secouer pour le tirer de son assoupissement, et, dès qu'il reprend conscience, il se plaint de douleurs de tête. Quand on lui parle, quand on le remue, il pousse des gémissements profonds. Il n'y a pas de raideur du cou ; la tête mobile n'est pas renversée en arrière. Les pupilles sont inégales ; à gauche on note de la mydriase, l'abolition du réflexe lumineux et un léger degré de blépharoptose à droite ; mus-

culature de l'œil intacte. Pas de signe de Kernig. La raie méningitique est très nette. Le ventre est excavé en bateau ; le malade a vomi, le matin, du lait ; le vomissement spontané s'est fait sans effort.

La constipation est opiniâtre.

La respiration est régulière ; un peu fréquente : 30. Le pouls est lent, régulier, dépressible : 60. Le thermomètre marque 38°3 dans l'anus. On prescrit du calomel à doses fractionnées et des applications de glace sur la tête. Pendant les deux jours suivants, état stationnaire, la température ne dépasse pas 38°5.

Le 5 apparaissent des phénomènes d'excitation : délire, avec hallucination visuelle. L'enfant montre du doigt quelque chose qu'il voit et porte ses mains à sa tête en poussant des cris perçants. Le thermomètre monte à 39°, le pouls est à 90. Nous recourons aux bains chauds à 38° donnés toutes les quatre heures.

Le même état persiste le lendemain ; nous constatons un léger degré de contracture du côté gauche, la raideur musculaire s'accompagne d'une hyperesthésie cutanée très nette ; par contre les phénomènes oculo-pupillaires paraissent s'être amendés. La pupille gauche réagit mieux à la lumière.

Le 7, légère attaque épileptiforme avec prédominance très marquée dans le côté gauche qui est toujours contracturé. La température s'est abaissée, le maximum est de 38°3.

Le 8, nous pratiquons une ponction lombaire par le procédé de Quincke et Marfan. Le liquide céphalo-rachidien s'écoule en gouttes rapides, nous recueillons environ 10 centimètres cubes d'un liquide à peine louche lorsqu'on le regarde à travers le jour. Six heures après, ce liquide est plus trouble. L'examen microscopique montre de nombreux lymphocytes et quelques rares globules blancs polynucléaires ; pas de traces de microorganismes.

Les 9 et 10, état stationnaire. La ponction lombaire ne paraît pas avoir influencé la marche de la maladie ; l'hémicontracture gauche persiste ; la somnolence est toujours profonde.

Le 11, apparition de tous les symptômes, le coma est devenu complet. L'on note des troubles de la respiration qui devient irrégulière, avec de longues expirations suivies d'arrêt de tout mouvement respiratoire : phénomènes vasomoteurs du côté de la face ; alternative de rougeur et de pâleur de la pommette gauche.

Congestion et vascularisation très intense des conjonctives.

Les pupilles sont devenues à peu près égales; elles sont peu dilatées, mais toujours insensibles à la lumière.

Les trois jours qui suivent, l'état reste toujours grave, semblant amener une terminaison prochaine. La déglutition des liquides est impossible et l'on soutient les forces du malade par des lavements alimentaires et du sérum de Hayem.

15. — L'enfant semble un peu moins mal; le coma est moins prononcé, l'enfant a pu avaler quelques gorgées de lait.

16. — L'alimentation buccale peut être reprise, les pupilles réagissent mieux à la lumière. L'enfant est moins assoupi, il a reconnu sa mère et s'est à demi soulevé pour boire.

La contracture du côté gauche est moins accusée.

17. — Cette amélioration paraît se maintenir; nous recueillons par piqûre au doigt environ 1 c. c. de sang que nous soumettons à l'examen de M. Hawthorn, interne des hôpitaux, dont la compétence est bien connue. La sérosité en contact avec une culture homogène de bacille de Koch, selon la méthode de Arloing et Courmont, a donné la réaction agglutinante très nette quoique très lente à un cinquième, nulle ou peu marquée à un dixième. Notre malade était bien atteint de tuberculose et nous prévînmes les parents que l'amélioration que nous observions était une des améliorations factices, prélude de la catastrophe finale.

18. — Il nous est imposible de nier une amélioration évidente; la parole est revenue, l'enfant demande à boire, se plaint de souffrir encore de la tête, ne vomit pas, ne présente plus ni raideur ni paralysie. Les jours suivants voient petit à petit s'établir le retour de la santé; la température s'abaisse à 37° et au-dessous.

21. — Vive alarme causée par une nouvelle élévation thermique liée à l'évolution d'un abcès de la fesse qui est aussitôt débridé. La température tombe définitivement. La guérison s'obtient sans tares ni reliquats. Le malade opère sa première sortie le 28.

Discussion. — Au point de vue clinique cette observation nous présente le tableau classique de la méningite tuberculeuse à peu près au complet ; ces phénomènes surviennent chez un sujet qui a été placé dans les conditions de contamination par le bacille de Koch.

Pour ce qui a trait aux recherches de laboratoire, nous voyons que la ponction lombaire amène un écoulement de liquide céphalo-rachidien limpide ; l'examen cytologique a révélé une prédominance des *lymphocytes* et quelques polynucléaires : c'est là une formule cytologique qui va bien avec l'hypothèse d'une méningite tuberculeuse ponctionnée au *troisième jour* ; enfin nous devons relever l'absence de micro-organismes dans les préparations, ce qui plaide en faveur de la nature tuberculeuse de l'affection : nous reconnaîtrons toutefois que ce dernier fait ne saurait avoir que la valeur toujours relative d'un examen négatif.

Pour la séro-réaction tuberculeuse positive, une objection peut être formulée : le malade semble, d'après l'observation, avoir ingéré assez régulièrement du calomel : il faut donc toujours faire des réserves sur l'influence possible de l'absorption de ce sel de mercure sur l'agglutination des cultures homogènes de bacilles de Koch par le sérum sanguin du malade.

Nous aurions dû, à l'occasion de ces deux observations de Rocaz et de Sepet, discuter la valeur qu'on doit accorder, pour le diagnostic d'un processus méningé tuberculeux, à la coexistence chez un même sujet d'une lymphocytose du liquide céphalo-rachidien et d'une séro-réaction tuberculeuse positive ; mais nous serons obligé d'examiner ce point en discutant le diagnostic de nos deux observations que nous allons maintenant exposer. Aussi le négligerons-nous pour le moment.

Observation XI

(PERSONNELLE)

R..., soldat au 122e régiment d'infanterie, entre, le 29 avril 1902, dans le service de M. le professeur Carrieu (salle Martin-Tisson, n° 33).

Antécédents héréditaires. — Père et mère bien portants. Sept frères ou sœurs en bonne santé.

Antécédents personnels. — A eu plusieurs fluxions de poitrine ; s'enrhume facilement. Variole il y a cinq ans.

Aucun antécédent névrosique.

N'a jamais eu de maladies vénériennes.

Début de la maladie. — Le malade, qui depuis une quinzaine de jours se sentait mal en train, vient de terminer quatre jours de marches d'épreuve. Le 27, il a dû entrer à l'infirmerie pour toux, point de côté gauche et céphalalgie. Dans la nuit du 27 au 28 il a été pris de délire, de vomissements billieux et est tombé dans un état demi-comateux.

État actuel. — A son entrée, le 29 au soir, le malade est couché sur le côté droit, en chien de fusil ; les yeux sont fermés, le malade répond avec humeur, dans un état de dépression comateuse ; il accuse de la céphalalgie. On constate du strabisme ; rien d'anormal du côté des pupilles ; pas de raideur de la nuque ni de trismus ; un peu de Kernig, que M. le médecin major Rémy a vu beaucoup plus prononcé à l'infirmerie. Les réflexes rotuliens sont exagérés, le ventre excavé ; on note une hyperesthésie marquée ; il n'y a pas de raie méningitique.

30 avril. — La température, qui était de 37°,5 hier soir, est tombée à 37° ce matin. Pouls, 60. Le malade a dormi cette nuit avec un peu de délire. Céphalalgie ; plus de vomissements ; constipation. Le malade répond bien, mais ne se souvient pas de ce qui s'est passé hier, et ne sait pas comment il est venu à l'hôpital. Le malade n'a pas de photophobie, mais il garde un œil fermé pour éviter la diplopie que lui occasionne son strabisme. Pupilles un peu contractées, peu sensibles à la lumière. Hyperesthésie marquée. Réflexes rotuliens exagérés. Douleur lombaire. Nuque enraidie. Pour le Kernig on note seulement que le sujet porte légèrement le corps en arrière quand on étend les genoux. Pas d'albumine dans les urines.

Le malade tousse quelque peu. On constate sous la clavicule droite de la submatité, une légère exagération des vibrations et de l'obscurité de la respiration. A gauche on perçoit sur toute la hauteur en avant quelques sibilants et sous-crépitants disséminés. En arrière on note à gauche une respiration bronchitique avec quelques gros râles.

On prescrit 0 gr. 60 de calomel et de scammonée en deux cachets, et 2 gr. d'antipyrine en quatre cachets.

Le soir on pratique une *ponction lombaire*. Le liquide s'écoule sous forte tension, en gouttes rapides; il est limpide et donne un faible culot par centrifugation. Le cytodiagnostic montre des mononucléaires et des lymphocytes avec quelques polynucléaires et quelques globules rouges.

1er mai. — Température : 37°,1 hier soir, 36°,6 ce matin. Pouls : 72. Le malade se trouve bien mieux et n'est incommodé que par sa diplopie très gênante. La céphalalgie a disparu ; pas de vomissements; quelques nausées après la prise de calomel qui a déterminé une selle. La raideur de la nuque est moins prononcée; le malade peut s'asseoir sans Kernig et, quand il est assis, on peut étendre complètement ses jambes sans que son tronc se porte en arrière.

On recherche les stigmates de l'hystérie : pas d'anesthésie pharyngée, conjonctivale ou cutanée, pas de zone hystérogène.

2. — Pas de fièvre. Le malade se trouve bien et demande à manger. A eu hier une selle spontanée. Pas de raideur de la nuque. Pas de céphalalgie. Diplopie persistante.

6. — La diplopie persiste comme seul phénomène morbide.

On prescrit 0 gr. 25 d'iodure de potassium par jour. M. Espinouze pratique un examen oculaire : parésie des grands obliques O D G ; fond de l'œil normal ; paresse pupillaire O G.

15. — Le strabisme persiste, mais le malade commence à s'habituer à la diplopie.

On pratique une seconde *ponction lombaire* : lymphocytes prédominants, quelques mononucléaires ; cellules endothéliales nombreuses formant des placards; pas de polynucléaires.

La séro-réaction d'Arloing et Courmont donne un résultat positif avec le sérum sanguin.

24. — Diplopie ; strabisme ; un peu de vertige dans la station debout.

On porte la dose d'iodure à 0 gr. 50 par jour.

28 juin. — Consultation de M. le professeur Truc.

V O D G = 1. Parésie des grands obliques droit et gauche et des droits externes, indiquée par la diplopie, le champ de fixation étant normal.

Le malade sort de l'hôpital le 30 juin en congé de convalescence de trois mois. Ce militaire, libérable en septembre, n'est donc par revenu au régiment et n'a pu être suivi.

Observation XII

(Due à l'extrême obligeance du Dr Ardin-Delteil)

Pouj... Alb.., vingt et un ans, nourrice, entre, le 12 mai 1902, dans le service de M. le professeur Carrieu (salle Bichat, n° 15).

Depuis deux mois nourrissait un enfant. Depuis quelques jours éprouvait de la fatigue, de la lassitude, de la lourdeur douloureuse des jambes. Avait perdu l'appétit.

Il y a trois ou quatre jours, ses maîtres, entendant leur enfant pleurer dans la nuit, pénètrent dans la chambre de la nourrice et trouvent celle-ci étendue à terre, presque sans connaissance, vomissant abondamment et en proie à une agitation incohérente. Ce délire se prolonge et on croit presque à de l'aliénation mentale. On se décide alors à la faire entrer à l'hôpital.

Antécédents personnels. — Ni convulsions, ni méningite dans l'enfance. — Variole à huit ans. — Réglée à dix ans. — Il y a un an, au mois de mars, a eu un enfant à terme, bien portant, qui vit encore et se porte bien. Le père de cet enfant se portait bien ; ne présentait aucune trace de maladie vénérienne.

Antécédents héréditaires. — Rien à noter du côté des grands-parents.

Père et mère vivants : le père bien portant ; la mère aurait eu des points de côté et crache du sang ; elle est très amaigrie.

Dix enfants, dont huit vivants : quatre sœurs, trois frères bien portants et la malade. Un frère serait mort tout jeune ; une sœur, mariée, serait morte à vingt-trois ans de la poitrine.

13 mai. — La malade est en proie à une agitation incohérente, rappelant celle de la manie ou du délire aigu. Elle ne peut rester en place dans son lit, se livre à des gesticulations désordonnées, sans aucune signification, pousse des gémissements et des cris inintelligibles. Elle ne prête aucune attention aux questions qu'on lui pose et ne répond d'aucune façon.

Elle vomit fréquemment, par gorgées, un liquide verdâtre. Elle urine sous elle. Constipation. Ventre dur, rétracté. La langue, qu'on ne peut qu'entrevoir, à cause de l'agitation, est sale, saburrale.

Pouls dur, rapide, 118. Légère fièvre, 37°,2. Pas de troubles pupillaires, on peut asseoir la malade, malgré la résistance à laquelle la pousse son agitation.

L'auscultation, difficile, permet de ne rien noter d'important du côté des poumons, ni du cœur.

La sensibilité, peu commode à explorer, ne révèle aucune zone d'hyperesthésie, aucune zone hystérogène, mammaire ou ovarienne.

Le diagnostic hésite entre une psychose, ou une grippe à manifestations nerveuses.

14. — Même situation. La température oscille autour de 37° à 37°,4. L'incohérence, les vomissements, la constipation, continuent. L'agitation s'oppose toujours à un examen plus approfondi.

15. — Même état. L'agitation semble moindre. La malade a gâté sous elle.

On note un peu de paresse pupillaire, une légère exaltation du réflexe patellaire, une tendance au Kernig.

Température entre 37°2 et 37°5.

16. — Le syndrome méningé se dégage avec une netteté de plus en plus grande. En même temps, la température jusqu'ici confinée aux environs de 37°, semble vouloir s'élever. Le matin, 37°,2 ; le soir, 37°,7.

Le délire et l'agitation, moindres, permettent de mieux saisir les autres signes. La malade peut indiquer l'existence d'une violente céphalée dont il est impossible d'analyser les caractères. Il existe de la photophobie, de la paresse et de l'inégalité pupillaires.

Vaso-motricité cutanée marquée.

Respiration rapide, un peu irrégulière.

Tachycardie : pouls, 110.

Langue sèche, rôtie. L'agitation fait plutôt place à de la dépression.

En présence de ce syndrome et de cette évolution, on décide de pratiquer une ponction lombaire pour confirmer le diagnostic.

17. — Température : 37°,4, matin ; 38°,2, soir.

Même état.

Ponction lombaire. — Hypertension du liquide céphalo-rachidien. Le liquide soustrait est clair, centrifugé, donne un culot qui montre une réaction leucocytaire, où dominent les lymphocytes et les mononucléaires.

La malade se montre moins affaissée après la ponction.

18. — Injection de sérum artificiel.

Jours suivants, la situation se maintient. Délire moindre.

La température monte successivement à 38°,6 et 39°,3 le 18 ; se maintient à 38°,5 le 19.

Le 20 au matin, chute à 35°,9. Le soir, température : 36°,9.

La dépression existe toujours. Langue rôtie.

21. — Temp. 36°,1-36°,4. A partir de ce moment la température est constamment au-dessous de 37°, souvent même entre 35° et 36°. Les températures de 35°,6, 35°,4, 35°,2 sont notées assez fréquemment, indiquant une hypothermie manifeste.

22 mai. — Dans la nuit, survint une hémiplégie droite totale et croisée.

Hémiplégie flasque, complète, avec abolition des réflexes, sans hémianesthésie, avec déviation conjuguée de la tête et des yeux, vers la gauche.

Le cœur bat rapidement et présente des intermittences.

Prescription. — KI, 0,50 ; spartéine 0,10.

23. — Hypothermie. Langue un peu meilleure. Dépression moindre. L'intelligence semble s'éveiller. La malade essaie de parler, de répondre. L'inertie est moindre ; dans les membres paralysés, quelques mouvements apparaissent. La malade ne gâte pas. Elle indique nettement l'existence d'une céphalée pénible.

Pouls 80, mou, dépressible.

24 et jours suivants. — La malade revient progressivement à elle et chaque jour marque un nouveau progrès. La parole revient peu à peu, les mouvements reparaissent dans le bras droit, mais la jambe est encore inerte. La malade gâte encore.

28. — La malade a tout à fait récupéré la motricité de son bras droit. Sa mémoire est très atteinte. Elle ne se rappelle plus le nom de ses maîtres.

Toutefois, certains faits sont restés présents à sa mémoire.

Hier et aujourd'hui, absorbe 3 grammes d'iodure de potassium, en vue d'une ponction lombaire.

29. — *Ponction lombaire.* – Hypertension. Lymphocytose plus discrète. La séreuse n'est pas perméable à l'iodure.

30. — Le *séro-diagnostic* d'Arloing, pratiqué par M. Lagriffoul, a été positif avec le sang de la malade, négatif avec le liquide céphalo-rachidien.

2 juin. — Le gâtisme disparaît peu à peu.

La malade essaie de se lever, mais sa jambe droite ne peut la supporter.

Progressivement l'amélioration survient, la malade peut récupérer la mobilité de son membre inférieur. Il ne survient pas de contracture.

Les réflexes reparaissent, et, au bout de quelques mois, elle peut entrer comme infirmière dans un service de l'hôpital.

Nous l'avons revue un an après sa maladie. Les fonctions intellectuelles, la motricité sont complètement revenues. A un examen superficiel on ne soupçonnerait pas l'hémiplégie de l'an passé.

Cependant, le côté droit est resté plus faible que le côté gauche. La bouche est très légèrement déviée du côté sain ; la fente palpébrale est plus ouverte du côté droit.

Les pupilles sont égales, mobiles, sensibles à la lumière et à l'accommodation.

En un mot la guérison se maintient, avec cette séquelle imperceptible, n'entravant en rien le travail de cette femme, qui ne s'en aperçoit même pas.

Discussion de ces deux observations. — Tout d'abord nous ne nous sommes pas trouvé en présence de méningisme, mais il y avait lésion. L'absence de tout stigmate de névrose, l'évolution de la maladie dans les deux cas, l'apparition d'une hémiplégie sans hémianesthésie dans la seconde observation nous permettraient déjà d'éliminer le diagnostic de méningisme hystérique, mais la ponction lombaire, par l'existence d'une lymphocytose manifeste, nous révèle d'une façon indubitable une lésion méningée.

Le diagnostic de méningisme éliminé, nous devons discuter la possibilité d'une méningite bactérienne ou d'une méningite syphilitique.

La méningite bactérienne, nous croyons pouvoir la rejeter, en dehors des résultats de laboratoire, en raison du peu d'élévation thermique et de l'allure générale de la maladie dans les deux cas.

Mais c'est le diagnostic de méningite syphilitique qui prête le plus à discussion, et c'est d'ailleurs à lui qu'on s'est souvent rallié jusqu'ici pour les cas étiquetés méningite tuberculeuse qui se terminaient par la guérison. Nous discuterons ce diagnostic pour chacun de nos cas séparément et en restant, pour le moment, uniquement sur le terrain clinique.

Pour notre première observation nous pourrions invoquer l'absence de tout antécédent vénérien, de tout stigmate de syphilis, les signes d'une tuberculose probable au sommet droit, mais nous mettrons surtout en avant un argument qui nous paraît péremptoire: est-il d'une méningite syphilitique, qui a déjà donné le tableau clinique méningé, de retrocéder avec des doses d'iodure de 0.25 centigrammes et 0.50 centigrammes par jour ? Ces faits ne sont guère classiques et il est certain que, si l'on avait de parti pris institué un traitement antisyphilitique intensif, on aurait eu beau jeu pour conclure à une syphilis ignorée.

Pour notre seconde observation nous pouvons invoquer le même argument: une hémiplégie syphilitique guérissant sans traitement (la malade n'a pris que 3 grammes d'iodure pendant deux jours, et cela uniquement pour permettre la recherche de la perméabilité méningée, plus 0,50 centigrammes associés à 0,10 centigrammes de sulfate de spartéine pendant dix jours).

Dans ce cas, en dehors de l'absence de tout stigmate de syphilis chez notre malade, nous avons eu un moyen de contrôle d'une certaine valeur dans l'enfant qu'elle avait mis au monde un an auparavant et dans le nourrisson qu'elle allaitait: ni l'un ni l'autre n'étaient porteurs de lésions syphilitiques.

Il ne s'agissait donc, dans nos observations, ni de méningisme, ni de méningite bactérienne, ni de méningite syphilitique; reste à justifier le diagnostic de processus méningé tuberculeux auquel nous arrivons par exclusion. Nous chercherons les moyens de justification dans le laboratoire d'abord et surtout, puis dans la clinique.

Au point de vue des recherches de laboratoire, nos observations sont un peu incomplètes : elles remontent déjà à plus d'un an, et, à cette époque, notre attention était insuffisamment fixée sur l'importance des diverses épreuves de laboratoire, que nous avons décrites dans notre chapitre du diagnostic. Il manque à nos cas un des trois moyens de contrôle irréfutables : bacilles sur lamelles, culture sur sang gélosé, inoculations au cobaye. Nous n'avons donc pas de preuve directe, mais nos observations, comme celle de Rocaz et celle de Sepet, ont pour garantie la réunion d'une lymphocytose et d'un séro-diagnostic d'Arloing et Courmont, positif.

Quelle est la valeur de ces deux résultats de laboratoire réunis ? Le résultat positif du séro-diagnostic d'Arloing et Courmont semble prouver que nos deux sujets étaient bacillaires. Nous savons bien que les cultures homogènes de bacilles de Koch ont pu être agglutinées par le sérum de syphilitiques, mais c'était des syphilitiques qui avaient pris du mercure. L'ingestion de mercure n'existe pas dans nos deux observations, car on ne saurait dire qu'il y a eu mercurialisation par la prise unique de 0,60 centigrammes de calomel donnée à notre premier malade.

La lymphocytose cadrerait aussi bien avec une méningite syphilitique qu'avec un processus méningé tuberculeux ; mais, si on rapproche cette lymphocytose du résultat positif du séro-diagnostic, deux hypothèses sont possibles : ou bien il s'agissait d'un processus méningé syphilitique chez des tuberculeux, ou bien nos malades présentaient réellement un processus méningé tuberculeux ; et, en nous conformant à la règle qui doit présider à tout diagnostic : choisir entre deux diagnostics également plausibles le plus simple, c'est la dernière hypothèse que nous devons admettre.

Ce diagnostic de processus méningé tuberculeux peut-il trouver quelque point d'appui dans la clinique?

Pour notre première observation, il semble difficile d'admettre que nous nous sommes trouvé en présence du processus anatomique de la méningite tuberculeuse diffuse. Si le malade est entré à l'hôpital avec un tableau clinique de processus méningé généralisé, il faut toutefois remarquer que les symptômes se sont assez rapidement limités au seul strabisme. Cette remarque, rapprochée des faits que nous avons signalés dans un autre chapitre de réaction méningée à allure généralisée provoquée par un tubercule, nous ferait volontiers adopter pour cette observation le diagnostic de tubercule méningé.

Notre seconde observation semble calquée sur une des formes de méningite tuberculeuse de l'adulte, décrites par Chantemesse. Le début se fait brusquement par un délire violent, une véritable crise de manie aiguë avec ou sans prodromes, sans fièvre, sans céphalalgie, du moins au début. Il dure quelques jours, puis une hémiplégie incomplète ou de l'embarras de la parole vient révéler l'existence d'une lésion encéphalique. Nous admettrions donc, pour cette seconde observation, le diagnostic d'une méningite en plaques ayant déterminé un syndrome méningé aigu et ne laissant plus aujourd'hui qu'une très légère hémiparésie du côté droit.

Nous pensons donc avoir assisté, dans ces deux cas, à une rétrocession de phénomènes méningés aigus, sous la dépendance probable d'un tubercule méningé ou d'une méningite localisée de l'adulte. Mais, dans les deux cas, il ressort de notre discussion que le processus devait être de nature tuberculeuse.

III. Conclusions des chapitres III et IV

1° *Guérison temporaire ou définitive.* — Que résulte-t-il des douze observations que nous avons rapportées ? Nous voyons un processus méningé tuberculeux rétrocéder, s'atténuer, s'assoupir ; nous voyons tous les symptômes disparaître, nous assistons à une *guérison clinique*. Mais, dans deux de ces cas, la guérison n'a été que *temporaire* ; une *récidive* survient au bout de cinq ans et demi (obs. I), au bout de vingt-deux mois (obs. IX). Pour les autres cas, pouvons-nous considérer qu'il y ait *guérison définitive* ? La récidive *après cinq ans et demi* de silence symptomatique, notée dans le cas de Rilliet (obs. I) doit nous rendre très réservé. Combien de nos faits de guérison durent-ils depuis plus de cinq ans? Sabrazés a pu, dit Parrenin, s'assurer, par échange de correspondance avec les auteurs, du sort des malades des observations allemandes. Mais remarquons que seul le cas de Freyhan (obs. V) remonte à plus de cinq ans: encore l'auteur a-t-il perdu son malade de vue depuis 1899, ce qui fait une guérison suivie pendant cinq ans. Les observations de Thomalla (obs. IV), Henkel (obs. VI), Barth (obs VII), Gross (obs. VIII), sont de date toute récente (1900-1902).

Le malade de Dujardin-Beaumetz (obs. III) n'a pas été suivi. L'observation de Janssen est la plus probante (obs. II) : encore la guérison est-elle interrompue après trois ans; le malade succombe à la tuberculose pulmonaire. Nos observations X, XI et XII sont encore trop récentes pour parler de *guérison définitive*.

2° *Processus tuberculeux diffus ou localisé.* — S'agissait-il dans ces observations de processus diffus ou localisés ? Il est difficile de se prononcer pour chaque cas. L'observation de Janssen (obs. II) montre la rétrocession d'un processus diffus; d'autres observations (obs. V, VI, VII et VIII) sem blent bien des exemples de ce même fait, mais l'existence du tableau clinique d'un processus généralisé dans l'observation de Rilliet, alors que l'autopsie révéla un processus localisé autour d'un tubercule méningé, nous impose des réserves. Tous les auteurs s'accordent à reconnaître la possibilité d'apparition des symptômes d'un processus généralisé à certains moments dans l'évolution d'un processus localisé. Pour nos observations XI et XII nous croyons avoir assisté à l'évolution de processus localisés.

CONCLUSIONS

1° Le bacille de Koch peut déterminer au niveau des méninges, comme au niveau des autres séreuses, tantôt des processus diffus, généralisés, tantôt des processus localisés.

2° Pour diagnostiquer avec certitude ces processus méningés on doit se baser sur certains signes cliniques (cérébroscopie) et surtout sur les criteriums fournis par le laboratoire.

3° De nos observations il résulte que certains processus méningés tuberculeux sont curables.

4° La guérison doit être admise pour les processus localisés; la guérison des processus généralisés exigerait, pour être affirmée, des observations plus nombreuses et plus complètes : la symptomatologie d'un processus généralisé peut, en effet, être réalisée par des poussées d'extension de processus localisés.

5° La guérison des processus méningés tuberculeux peut n'être que momentanée; les récidives sont toujours à craindre ; le pronostic reste extrêmement grave.

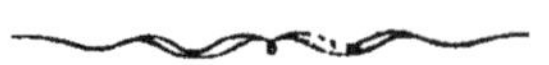

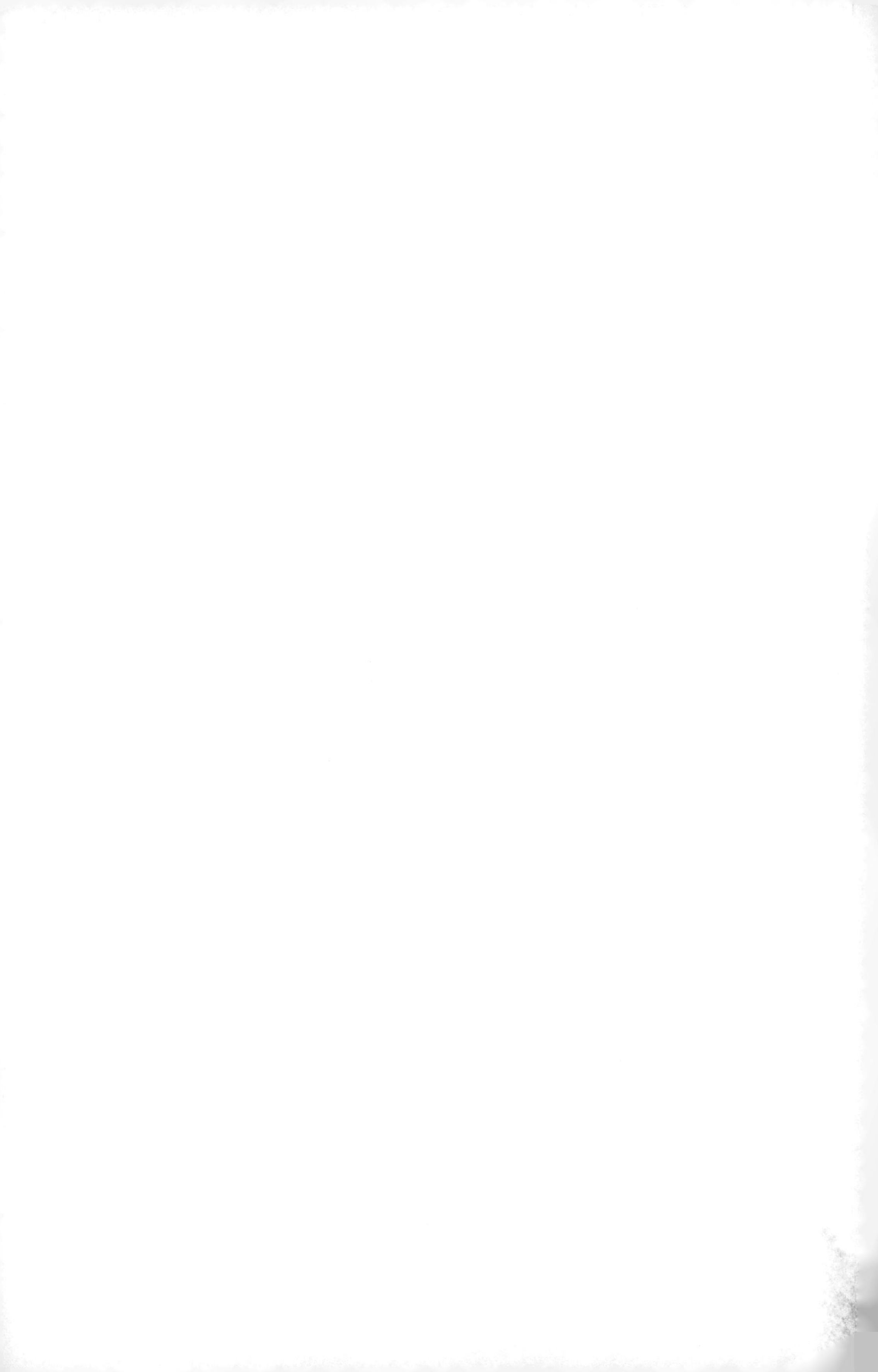

INDEX BIBLIOGRAPHIQUE

1. ACHARD, LŒPER et LAUBRY. — Arch. de médecine expérimentale, juillet 1901.
2. ARDIN-DELTEIL. — Soc. des sciences médicales de Montpellier, 3 juillet 1903.
3. ARMAND-DELILLE. — Soc. de biologie, 26 juillet 1902.
4. ARMAND-DELILLE et BABONNEIX. — Soc. de biologie, 10 mai 1902.
5. BARD. — Bulletin médical, 18 février 1901.
6. BARJON et CADE. — Soc. méd. des hôp. de Lyon, 23 mai 1902.
7. BARTH. — Muench. med. Wochenschrift, 1902.
8. BERNHEIM et MOSER. — Wien. med. Wochenschrift, 1897, nos 20 et 21.
9. BEZANÇON et GRIFFON. — Soc. de biologie, 4 février et 24 juin 1899.
10. BEZANÇON et GRIFFON. — Soc. de biologie, 21 février 1903.
11. BRUNEAU et HAWTHORN. — Marseille médical, 1er mars 1902.
12. CADET DE GASSICOURT. — Traité clinique des maladies de l'enfance, III, p. 558.
13. CHANTEMESSE. — Th. de Paris, 1884.
14. CRUCHET. — Revue neurologique, 30 nov. 1902.
15. CRUCHET. — Soc. de biologie, 2 déc. 1902.
16. DIEULAFOY. — Cliniques de l'Hôtel-Dieu, 1900.
17. DIRCKSEN. — Th. de Paris, 1901.
18. DUCAMP. — Th. de Montpellier, 1888.
19. DUJARDIN-BEAUMETZ. — Union médicale, 22 mars 1879, n° 54.
20. DUPRÉ. — Article « Mén. tuberculeuse » in Manuel de médecine, III.
21. FREYHAN. — Deutsch. med. Wochenschrift, 1894, p. 707.
22. FOUREL. — Th. de Nancy, 1896.

23. Griffon. — Soc. anatomique, 10 avril 1903.
24. Gross. — Berlin. klin. Wochenschrift, 1902.
25. Guinon. — Art. « Mén. tuberculeuse », in Tr. de médecine, VI.
26. Guinon. — Soc. de pédiâtrie, 1901.
27. Hawthorn. — Réunion biologique de Marseille, 27 mars 1902.
28. Henkel. — Muench. med. Wochenschrift, 1900.
29. Hobbs. — Presse médicale, 1903, n° 16.
30. Humbert. — Gaz. hebd., 24 avril 1902.
31. Hutinel. — Art. « Mén. tuberculeuse », in Tr. de médecine et thérapeutique, IX.
32. Janssen. — Sem. méd., 1896, p. 128.
33. Jousset. — Soc. méd. des hôp., 20 janvier 1903. — Sem. médicale, 21 janvier 1903.
34. Lagriffoul. — Montpellier médical, janvier-février 1903.
35. Landouzy. — Th. de Paris, 1876.
36. Léri. — Soc. de biologie, 5 juillet 1902.
37. Lichtheim. — Berlin. klin. Wochenschrift, 1895, p. 169.
38. Liouville. — Arch. de phys. normale et pathologique, 1878.
39. Lutier. — Th. de Paris, 1903.
40. Madelaine. — Th. de Paris, 1902.
41. Marcou-Mutzner. — Arch. gén. de médecine, 1901, pp. 345-350.
42. Marfan. — Article « Mén. tuberculeuse » in Tr. maladies des enfants, IV.
43. Mollard et André. — Soc. de médecine des hôp. de Lyon, 23 mai 1902.
44. Nattan-Larrier et Griffon. — Soc. de biologie, 14 février 1903.
45. Parrenin. — Th. de Bordeaux, 1903.
46. Patel. — Gaz. hebdom. de médecine de Paris, 1902, p. 1207.
47. Percheron. — Th. de Paris, 1903.
48. Raymond. — Bulletin médical, 1901.
49. Rilliet et Barthez. — Tr. des maladies des enfants, III, 2e édition, 1854.
50. Rilliet. — Actes de la Soc. médic. des hôp. de Paris, 1855, p. 126.
51. Roger et Josué. — Soc. méd. des hôp., 3 mai 1902.
52. Sabrazès et Binaud. — Trav. de neurol. chirurgicale, 1897.

53. Sabrazès et Muratet. — Soc. de biologie, 1902, p. 603.
54. Sepet. — Médecine moderne, 1902, p. 228.
55. Sicard. — Le liquide céphalo-rachidien (Encyclopédie des Aide-mémoire).
56. Souques et Quiserne. — Bull. Soc. méd. des hôp., 21 juin 1901.
57. Stœber. — Th. de Paris, 1889.
58. Thomalla. — Berlin. klin. Wochenschrift, 1902.
59. Vedel (Ch.). — Th. de Montpellier, 1902, p. 63.
60. Vedel et Rimbaud. — Montpellier médical, n° 5, 1903.
61. Widal, Sicard et Ravaut. — Soc. de biologie, 20 août 1900.
62. Widal, Sicard et Ravaut. — Soc. de biologie, oct. 1900.
63. Widal, Sicard et Monod. — Soc. de biologie, 3 nov. 1900.
64. Widal et Le Sourd. — Soc méd. des hôp., 21 février 1902.

www.ingramcontent.com/pod-product-compliance
Ingram Content Group UK Ltd.
Pitfield, Milton Keynes, MK11 3LW, UK
UKHW020352230726
13925UKWH00003B/1089